火热证治发微

段晓东　赵志国　侯树平◎编著

全国百佳图书出版单位
中国中医药出版社
·北京·

图书在版编目（CIP）数据

火热证治发微／段晓东，赵志国，侯树平编著．——
北京：中国中医药出版社，2023.4
ISBN 978 - 7 - 5132 - 8018 - 1

Ⅰ.①火⋯ Ⅱ.①段⋯ ②赵⋯ ③侯⋯ Ⅲ.①热证－
研究 Ⅳ.①R241.3

中国国家版本馆 CIP 数据核字（2023）第 008214 号

中国中医药出版社出版

北京经济技术开发区科创十三街 31 号院二区 8 号楼
邮政编码 100176
传真 010 - 64405721
山东华立印务有限公司印刷
各地新华书店经销

开本 880×1230 1/32 印张 6.5 字数 110 千字
2023 年 4 月第 1 版 2023 年 4 月第 1 次印刷
书号 ISBN 978 - 7 - 5132 - 8018 - 1

定价 29.00 元
网址 www.cptcm.com

服 务 热 线 010 - 64405510
购 书 热 线 010 - 89535836
维 权 打 假 010 - 64405753

微信服务号 zgzyycbs
微商城网址 https://kdt.im/LIdUGr
官 方 微 博 http://e.weibo.com/cptcm
天猫旗舰店网址 https://zgzyycbs.tmall.com

编写说明

恩师国医大师李士懋，发皇古义，悟透"火郁发之"之经旨，著《火郁发之》一书，补历代之不足。然《黄帝内经》中对火热证的治疗除"火郁发之"之外，尚有"热者寒之"一说。两者有何关系？是否彼此包含？临床如何决策？这一系列问题一直困扰着我。

带着这些问题，我重溯经典，再习《内》《难》，并研后世诸家对火热证的治疗及论述，于临床中反复验证，学有所得，用有所悟，于是萌生了著书的想法。一则感念恩师之教，二则以俟明者之指。然历经数载，终不成册。

一个偶然的机会，我遇到了大学时期的老师赵志国教授，我向他说了自己的想法和困扰，并在交谈中得知他也在研究火热证，两人一拍即合，于是重新梳理历代火热证治论述，按照火热证的概念、病因、致病特点、临床表现、传变规律、诊断、辨证要点、治则治法、常用方药等条目整理，而成本书雏形。

黑龙江中医药大学附属医院侯树平教授不但具有丰富的临床经验，而且对火热证治颇具心得，闻听消息，也欣然参与此工作。

赵志国教授对全书的文字、标点、语序等进行了细致修改，并增加了许多他的研究成果，使全书的结构更加合理，语言更加通顺，内容更加丰富。

两位教授的参与，促成了这本著作的问世。

由于编写仓促，书中难免有不足之处，希望读者批评指正。

段晓东

壬寅秋于石家庄

目 录

第一章　火（热）概述

《说文解字》云："火，毁也。南方之行，炎而上。象形。凡火之属皆从火……热，温也。从火，执声。"由此可见，火烈热缓。

一、生理之火与病理之火

1. 生理之火

生理之火又称少火，即人身之阳气。少火之气生，是维系人体生命活动之火，犹自然界的太阳，天运当以日光明。

君火，乃人身生理之火，由心所主，此火犹天上之红日，人身之红日即君火。此火亦即人身之少火、阳气，温煦全身，生机勃发。相火，伴君火游行全身，辅君火以行事者为相火。金元以前，皆曰君火一，相火二。君火，即心之火。相火，指肾中相火，曰龙火，又曰水中之火；肝中相火曰雷火，合之称为龙雷之火。金元以后，相火范围扩展，胆、三焦、心包皆有相火。在病理情况下，相火可出现太过与不及两种情况。肾中相火虚者，即肾阳虚，亦称命门火衰，呈现少阴寒证，法当温肾壮阳。若肾阳衰，阴寒内盛，格阳于上、于外者，呈现格阳、戴阳，称龙雷火动，又称真寒假热、水极似火，阴极似阳，水极反兼胜己之化。此火乃阳虚所致，不可水灭，不可直折，法当以热药引火归原，使浮游之火下归窟宅。肾中相火旺者，恒因水亏不能制阳而相火旺，或曰相火妄动。相火妄动而升浮于上者法当滋阴潜阳；若相火妄动于下，尚未浮越，当滋阴泻火。如知柏地黄丸、大补阴丸之属。肝中相火虚者，即肝阳虚馁，呈现厥阴虚寒证。肝中相火旺者，有实证，亦有本虚标实者。实者，有肝热、肝火、肝经郁火，治当清泻肝热，郁火者当清透；本虚标实者，因肝阴虚而肝阳亢，此肝阳可上扰、下迫、内窜、化风，引发广泛病变，当滋水涵木，平肝潜阳；当肝阳虚馁时，可呈现肝之虚寒证，亦可出现寒热错杂证。肝阳虚之肝寒证，何以又现寒热错杂证？因肝阳已虚，失其舒启条达之性，已虚之肝中相火则不能伴君游行于全身，则郁而化热，遂成寒热错杂证。法当温肝、补肝为本，兼调其寒热，方如乌梅丸。热乃八纲之一，为病广泛且多变，因而分类甚多。而郁火，仅诸多火热分类之一种而已。

2. 病理之火

病理之火分虚实两大类。

（1）实热、实火

实者，乃邪气盛也。因邪气盛而化热化火者，皆称实热、实火。造成实热、实火之邪气，包括六淫、七情及内生五邪之气血痰食瘀等，皆可化热化火。刘河间所云之六气化火、五志化火，皆属实热、实火之类。邪气侵袭人体，既可寒化，亦可热化，究竟是寒化还是热化，随人之体质而异。素体阳盛者，邪入则热化；素体阴盛者，邪入则寒化。因引起火热的邪气不同，六淫所伤者，有寒化热、湿化热、风热、暑热、燥热之分；七情所伤者，称气郁化火；内生五邪引起的化火，有痰火、湿火、食火、血瘀化火等。由于热邪所在病位不同，有肌表之热、五体之热、六腑之热、五脏之热、六经热、气分热、阴分热、营分热、血分热；局部发热者，有头热、目热、耳热、口舌热、五心烦热、手足心热、胸腹热、二阴热等。由于热病程度不同，有微热、身热不扬、大热、蒸热、燥热、壮热、燔灼之热等。由于发热时间不同，而有持续发热、朝热、暮热、潮热、日晡发热、夜热、阵热、往来寒热、烘热、间歇发热、热势稽留等。

（2）虚热、虚火

虚乃正气夺也。经云：正气夺则虚。因正气虚，而引发的火与热，称虚火、虚热。人身之正气，包括阴阳、气血、津液、精等。因所虚的正气不同，而有阳虚发热、阴虚发热、气虚发热、血虚发热、津亏液耗发热。对气虚发热者，李东垣又有阴火、贼火之称。

二、火（热）的分类

火（热）包含外感六淫之火（热）与内生五邪之火（热）。

1. 外感火（热）

正常情况下，火是自然界的气候表现，是万物生长变化和人类赖以生存的条件，称为"火气"。当自然界气候变化异常超过了人体的适应能力，或人体正气不足，抗病能力下降，不能适应自然界气候变化而导致发病时，火气则成为火淫。

六淫指自然界中的六气，即风、寒、暑、湿、燥、火，其中火自不必说，风、寒、暑、湿、燥五气在一定条件下，都有化火的可能，如受风后引起肝风内动引动火，形成风火相煽的两目直视、四肢抽搐、角弓反张等症状。寒邪侵犯人体后，人体阳气不得正常外出，郁积化火。正如《伤寒论》所云："太阳中风，脉浮紧，发热恶寒，身疼痛，不汗出而烦躁者，大青龙汤主之。若脉微弱，汗出恶风者，不可服之，服之则厥逆，筋惕肉瞤，此为逆也。"其出现了烦躁火热扰心的症状。暑邪本身为热邪，易伤津，故中暑后多出现心烦面赤，身热大汗，口渴不止等症状。湿邪易阻滞气机，气郁而不畅，易生火生风。燥邪伤阴，不论凉燥还是温燥均伴有津液缺少的症状，阴伤则阳旺，故火易生。

2. 内生之火（热）

火热内生有虚实之分，其病机也各有不同。

内生之火产生的原因主要有两种，一是气郁化火，如情志不遂，郁而化火；气机升降失常，郁而化火。二是阴伤阳旺，化热化火。如朱丹溪所说的"气有余便是火"，指的就是阳气偏盛，由于阴液不足，而致阳气偏亢。虚火上升，是肾阴不足，导致心火偏旺。

寒邪、湿邪可相互影响，寒邪收引凝滞就会影响气机升降出入，气郁便会生火，湿邪阻滞气机，气郁易生火，均会形成内生之火。正如《风火痰瘀论》中论述六淫化火所言：风、寒、暑、湿、燥侵于人体，日久成郁，郁久化火。内生之火，朱丹溪以虚字括之，程钟龄在所著《医学心悟》中亦赞同朱丹溪所说，程钟龄认为，虚火者，七情色欲，劳役耗神，自内而发，势犹子也。其本虚，易受外邪侵袭。正如《素问·评热病论》说："邪之所凑，其气必虚。"

（1）实火

①阳气过盛化火的"壮火"，又称为"气有余便是

火"。②外感六淫病邪，郁而从阳化火。③病理性代谢产物（如痰、瘀血、结石等）和食积、虫积等邪郁化火。④情志刺激，气机郁结，日久化火等。临床多表现为壮热、烦渴、尿赤、便结、舌苔黄、脉数有力等。

（2）虚火

阴气亏虚，不能制阳，阳气相对亢盛而化热化火，虚热虚火内生。一般说来，阴虚内热多见全身性的虚热征象，如五心烦热、骨蒸潮热、面部烘热、消瘦、盗汗、舌红少苔、脉细数无力等阴虚火旺证候，多见集中于机体某一部位的火热征象，如虚火上炎所致的牙痛、齿衄、咽痛、升火颧红等。此外，气虚无力推动机体的精血津液代谢可致代谢迟缓或郁滞而虚火内生。

三、火与热的不同

中医所称之火与热，虽性质相同，又常相通，但亦有区别。一般认为火为热之极，热为火之渐，这是指火热程度不同而言。究竟到什么程度为渐，到什么程度为极，并无明确标准，而且临证时也不这么用。如热邪炽盛，可入营入血，痉厥动风、迫血妄行，体若燔炭，热邪之盛已极矣，仍称为热，而不以火称。而火盛被称燔灼之火或燎原之火时，此时体温却未必高。所以，用程度上的渐与极来区分火与热并不确切。那么，火与热究竟如何区分呢？热，通常指全身热证而言，其中以外感六淫引起的全身热证者为多；然亦有内伤出现全身热证者，也以热称，如内伤发热等。而火一般指局部热证明显，且有上炎之势者，多称为火，如咽喉肿痛溃烂、牙痛、耳鸣，以及疮疡等。以火相称者，属七情郁结化火者为多，如肝郁化火，虽有热证，但体温常不高。火与热，性质相同，有所区分，又相互为用，并无严格的界限。

四、火（热）与发热

现代医学的"发热"概念很明确，就是以体温高低为标准，当体温超过某一值时，即称为发热。其程度有高低之分，热型有高低、弛张、稽留之别。

中医学"热"的概念，是指一组特异症状而言，如口渴、烦躁、面赤、溲黄、便结、舌红苔黄、脉数等。其体温可高可不高，不完全以体温之高低为标准。体温不高者，只要上述特异指征备，即可称之为有热；体温高，甚至高热者，中医亦可称之为有寒，或有湿、有瘀，或阳虚、气虚、阴虚、血虚等。所以中西医关于热的概念不可等同，但有重叠。外感发热者，西医测体温高，中医的外感发热多数体温亦高，常用身热、肌肤如烙，或体若燔炭来形容，但不是所有外感发热统称为有热。

第二章　火（热）的产生

一、火（热）产生的原因

1. 六淫之火产生的原因

（1）岁运太过

当年火运太过，气候久旱，火淫于内。

（2）六淫化火

风、寒、暑、湿、燥侵于人体，日久成郁，郁久化火。

2. 内生之火产生的原因

（1）胃阴不足

饮食劳伤，损伤胃阴，胃阴虚而生内热。

（2）阴虚火盛

肾水不足，而致肝失滋养，木郁化火，或心火上炎。

（3）阴盛逼阳

火之不藏，由于火气极虚，水寒极盛，逼其火外越。正如赵养葵说："平日不能节欲，以致命门火衰，肾中阴盛，龙火无藏身之位，故游于上而不归。"

（4）肝气抑郁

肝郁化火多为情志不遂，火从内生，因肝木喜条达，若情志抑郁，神气不畅，则气郁化火。

二、火（热）产生的机理

火既可由内而生，又可从外而感。

火本身之阳气，温煦一身，若天之日，为生命之根本。此火生于脾胃，藏于肾，主持于心，以三焦为通路，布散于外，温煦一身，此为得其正。若失其正，则焚屋燎原，灾害丛生，变为热邪。何为失其正？一者，饮食过度，膏粱厚味，嗜酒、煎熘之物等，脾胃化生之热过多，积热化火。二者，火本藏于肾中，缓缓疏布周身，若火离丹田，失其所，则壮火生。三者，三焦郁滞，少火疏布障碍，蓄积为热。凡气有余便是火，此火之产生之本质也，即《黄帝内经》（下简称"《内经》"）所谓"阳盛则热"。

具体引起阳蓄积而成火邪的原因，可分四类。

1. 外感邪气，影响阳气运行输布

外感六淫乃风寒暑湿燥火。六淫可分为两类，一类为阳邪，一类为阴邪。阳邪包括风暑燥火；阴邪包括寒和湿。阳邪之中暑和火本质即为阳热邪火，属外感火热，

当从外感而论。其余邪气导致火热产生，为邪气侵犯机体引起机体应答的连锁反应和继发变化。这种火热的产生是间接产生而非直接感受，故从内生火热论。

风邪致病，以阳动过度为标志，并不以温煦过度为指征。温煦过度，称为热或火，阳气推动过度，称为风。风邪致热，主要是因风气入通于肝，加强了肝之疏泄。正常情况下，肾中相火在肝的疏理调达作用下，缓缓和和，伴君火游行一身，辅君行事，若肝受风邪鼓舞，疏泄太过，则成风火相煽之势，而肝火起。

风为百病之长，多兼他邪侵犯人体。兼寒者，其性从寒；兼湿者，其性从湿；属阴，多形成郁闭之热；若兼温热，以风温风热相称，多从外感而论。

燥以阴伤言，故亦为阳邪，然燥分温凉，温燥类火，凉燥类寒，但多兼阴虚之症。故温燥从外感论，凉燥从寒论。

寒致火热，多因郁久，阳气蓄积不得发越而成。寒性收引凝滞，一旦侵犯人体，阳气被寒所束，郁而不得外越。脾胃所化之阳气源源不断，有来源而无去路，日久必积而化火生病。内寒生成，亦可因郁而成寒热错杂之势，如厥阴病乌梅丸证。

湿遏火生，湿本阴邪，其性氤氲黏腻，易阻气机，湿邪久郁生热，少火皆成壮火，亦是阳气蓄积之果。

暑热而致火热之症，当属外感。凡外感邪气，皆可阻滞气机。人身之气，升降出入，运行不息，神明变化所由生也。一旦气机郁遏不达，升降出入不畅，阳气失其冲和之性，即郁而化热。

2. 七情所伤，脏腑调节气血运行失常

情志是心神根据"任物"需求，调节脏腑功能和气血运行时产生的主观感受。所谓七情致病，其实质是调节过度使人体气机运行异常，从而导致机体阴阳失衡。七情所伤而致火热产生，主要是因七情所伤，气机乖戾，气运过度则阳热内生；气机郁滞，郁而化火，少火皆成壮火。

怒是阳气过度升发时所产生的主观感受，怒则气上、怒发冲冠。当人体受到不良刺激，心神作出攻击性决策时，将人体气血大量向外疏布，此时，肾阳向上向外运动，若持续不断，或升散过度，则相火大量外散，代君火以游行全身而成火热之证。

喜是人体气机运行和缓时的主观感受，一般不致火热产生。

思则气结，结则不行，不行则郁火生。

悲则气消，悲是机体上焦气耗过度时产生的主观感受。当人体过悲，心系急，肺布叶举，而上焦不通，阳气不得宣散而郁于中，故悲哀太盛，则热从中生。

恐是机体向内向下输布津液时的主观体验，故曰恐则气下。惊恐所伤，一方面精却而相火妄动，火从下起，另一方面，气陷而上焦郁，郁火于上焦萌生。

3. 内生五邪而成火热

内生五邪，本有火，然其他内生邪气，湿、痰、瘀皆可阻遏气机而使阳气不通，蕴久化火，形成火热之证。

4. 正虚生火（热）

正气虚馁，可影响阴阳升降出入，气血运行而生郁火。

如厥阴之热的产生。厥阴乃阴尽阳生之处，阳气始萌而未盛，乃少阳、小阳、弱阳。厥阴病的核心问题在于肝寒，或曰脏寒，即肝阳馁弱。然肝内寄相火，肝寒则肝失疏泄，肝寒相火不能游行周身则郁伏于内，蕴久化热，形成寒热错杂之证。此热，便是火热，且为郁热。

再如中焦气虚之证。脾主升清，胃主降浊，共同斡旋一身之气机，使阴升阳降，水火既济。饮食不节、劳倦过度、调养失宜造成脾胃气虚而不能升降清浊，阳气不降，郁于中则为热为火，阴不升积于下则为寒，遂寒热内生。若单纯脾伤，则脾不升清，清阳不升，反随津液下流肝肾，蒙蔽相火而使相火过旺，此时阳气不升，君火不定，相火偏亢，易相火妄动，代君火行令而致焚屋燎原，火起而为病。

阴虚血虚则阳亢，阳亢则成热成火。但阴虚未必致实火产生，多为假热假火，若实火未成，甘寒养阴可也，若实火已成，则须甘寒之中加入苦寒，如知柏地黄之类。阴虚者阳必凑之，阴血不足，则阳热之类邪气易伤人体，当透热外达，伴有阴伤则须滋阴透热。阴虚与阳热互为因果，临床难以鉴别其前后，但诊其有无即可，有是症则用是药即可。

综上所述，引起火热的原因颇多，包括六淫、七情、正虚等，皆可造成火热。

三、火从外感

外感火热，包括风温、温热、瘟疫、温毒、冬温，其性质相同，皆属火热，辨证论治规律一致，可合而论之。湿热虽亦属温热之类，但其传变规律大相径庭，故另当别论。

1. 侵犯条件

人以天地之气生，四时之法成。春气温和，夏气暑热，秋气清凉，冬气冰冽，此则四时之正气之序也。人之气，应天之气，春生、夏浮、秋降、冬沉。人身感受邪气与否，取决于正邪关系，若邪气过盛，非其时而有其气，或人体正气不足，皆感受邪气，夏日炎热，或春气当温而反热，秋冬多寒凉而有非节之暖者，人不能应节气之交变则病热病火。阴虚者，阳必凑之。阴液（营气）是身体对抗温热邪气的主力军，阴液一虚，火热之邪便容易入侵人体。

2. 侵犯途径

火性炎上，侵犯人体与寒邪不同，寒邪自表而入，热邪则从口鼻而入，即所谓温邪上受。

3. 侵犯部位

温邪上受，多先犯肺，但并非所有温邪都先犯肺，尚有直趋中道，达归膜原，首犯阳明甚至直犯肝肾者，不可执一而讨，但以犯肺最为多见。

温热邪气自口鼻而入，侵犯肺脏，初起病位在肺，所以初起便是实热证，因肺主气，宣发一身阳气，在肺的宣发作用下，肺中之热达表，故云在表。表受肺热，故发热，热伤肺津，故口渴，表无寒、内无郁则不恶寒。故《伤寒论》曰："太阳病，发热而渴，不恶寒者，为温病。"但须指出的是，一旦火郁，则可见恶寒之症，此时当辛凉轻宣透散气机。

第三章 火（热）的病理性质和致病特点

一、外感六淫之火的病理性质与致病特点

1. 火热为阳邪，其性燔灼趋上

火热之性燔灼、升腾，故为阳邪。阳邪伤人，发为实热性病证，临床多见高热、恶热、烦渴、汗出、脉洪数等症。火性炎上，火热之邪易侵害人体上部，故火热病证多发生在人体上部，尤以头面部为多见，如目赤肿痛、咽喉肿痛、口舌生疮糜烂、口苦咽干、牙龈肿痛、头痛眩晕、耳内肿痛或流脓等。

2. 火热易扰心神

火性炎上躁扰，故火邪伤人尤易影响心神，轻者心神不宁而心烦、失眠；重者可扰乱心神，出现狂躁不安，或神昏、谵语等症。

3. 火热易伤津耗气

火热之邪伤人，因其性燔灼急迫，一是可迫津外泄，

使气随津泄而致津亏气耗；二是直接消灼津液，耗伤人体的阴气。故火热之邪致病，临床表现除热象外，往往伴有口渴喜冷饮、咽干舌燥、小便短赤、大便秘结等津伤阴亏的征象。若阳热过盛，大量伤津耗气，还可兼见体倦乏力、少气懒言等气虚症状，重者可致全身津气脱失的虚脱证。

4. 火热易生风动血

"生风"，指火热之邪侵犯人体，燔灼津液，劫伤肝阴，筋脉失养失润，易引起肝风内动的病证。临床表现为高热神昏、四肢抽搐、两目上视、角弓反张等。"动血"，指火热邪气入于血脉，迫血妄行和损伤血络。轻则血行加速而脉数，甚则可灼伤脉络，迫血妄行，引起各种出血证，如吐血、衄血、便血、尿血、皮肤发斑、妇女月经过多、崩漏等。

5. 火邪易致疮痈

火邪入于血分，结聚于局部，燔灼腐肉，易发为痈肿疮疡，以局部红肿热痛为临床特征。

二、内生五邪之火的病理性质与致病特点

1. 实火

①阳气过盛化火的"壮火"，又称为"气有余便是火"。②外感六淫病邪，郁而从阳化火。③病理性代谢产

物（如痰、瘀血、结石等）和食积、虫积等邪郁化火。④情志刺激，气机郁结，日久化火等。实火临床多表现为壮热、烦渴、尿赤、便结、舌苔黄、脉数有力等。

2. 虚火

阴气亏虚，不能制阳，阳气相对亢盛而化热化火，虚热虚火内生。一般说来，阴虚内热多见全身性的虚热征象，如五心烦热、骨蒸潮热、面部烘热、消瘦、盗汗、舌红少苔、脉细数无力等；阴虚火旺，多见集中于机体某一部位的火热征象，如虚火上炎所致的牙痛、齿衄、咽痛、升火颧红等。此外，气虚无力推动机体的精血津液代谢，可致代谢迟缓或郁滞而虚火内生。

第四章 火（热）证的临床表现

一、外感六淫之火（热）

风、寒、暑、湿、燥等五气在一定条件下，都有化火的可能。如高热病中所出现的两目直视、四肢抽搐、角弓反张等症，就是风火相煽的结果。中暑心烦面赤，身热大汗，口渴不止，就是暑邪化火所致。温热病后期，郁热化火，耗灼津液，则出现唇焦舌燥、神昏谵语等症。燥邪入肺，灼伤津液，则干咳少痰，或咳痰黄稠，或痰中夹血。燥气化火，熏灼肺金，则出现咳嗽、咳血、咯血等症。六淫侵肺，痰热内阻，则咳唾稠浊痰，发热胸痛，或唾痰带脓血腥臭。伤寒后期，出现的舌绛、心烦、咽痛、不得眠者，是由于寒邪化火所致。素体湿盛或湿邪侵袭，湿久郁生热，热甚则少火皆成壮火，而表里上下充斥肆逆。故是症最易耳聋干呕、发痉发厥。

二、内生五邪之火（热）

沈金鳌说："饥饱胃火动，恚怒肝火动，悲哀肺火动，房劳肾火动，心火能自焚，是五脏又皆有火也。"

心火有余则暴盛，有因本经自病，或因肝木化火上炎，或因肾水不足，水不济火所致。其特征为口苦、口舌糜烂、心烦神乱、失眠多梦，或狂躁不知人，或骂詈不避亲疏。心热移于小肠，则尿频、尿赤、尿急、尿痛，脉弦细数，舌赤苔黄。常见病为口腔糜烂、精神分裂症、泌尿系感染。《儿科醒》中认为，假如心热，则额间色赤、烦躁惊悸，若饮水或叫哭者，属心经实热，宜泻心散以清心火。癫证、狂证、惊风等因心经蓄热引起的病证，也可清心治之。李用粹在《证治汇补》中提出癫证中，有心经蓄热，发作不常，或时烦躁，鼻眼觉有热气，不能自由，有类心风，稍定复作。秦景明的《幼科折衷》认为，有狂痫者，亦属阳证……至长成，小儿才发时，妄言不食而歌，甚则逾墙上屋，弃衣而走，或一天或二天方醒，始因冒热感风，风热内蓄，久则风痰壅结，上迷心也。盖心乃神之舍，偶为邪热攻逼，则神失守而昏乱，名曰狂痫。

肝火指肝气亢盛的热象，多因七情过极，肝阳化火或肝经蕴热所致。症见头晕，面红，目赤，口苦，急躁易怒，舌边尖红，脉弦数，甚或昏厥、发狂、呕血等。

脾（胃）火，起源于饮食失节的，由于膏粱厚味、煎煿之物，灼伤津液，热结肠胃，其特征为烦渴引饮，牙龈腐烂，消谷善饥；起源于伤寒温病的，其特征为病在阳明腑证，胃家实，大便硬结，神昏谵妄，以上皆为实热。脾（胃）火，起源于情绪不佳，思虑过度，火郁于脾的，其特征为口唇干燥，烦渴易饥；起源于病后，久热伤阴，或饮食、药物耗伤胃阴津的，其特征为食纳少思，懒言乏力，渴喜热饮，胃中灼痛。以上皆为虚热。曹克安的《幼科要览》中提到了心脾热极的舌象，如舌干、舌燥、黄苔、舌焦黄、舌裂、舌上芒刺、舌出血、舌生疮、舌黑。吴谦在《医宗金鉴》中认为，伤食吐者，因小儿饮食无节，过食油腻、面食等物，以致壅塞中脘而成也。其症肚腹胀热、恶食口臭、频吐酸黏、眼胞虚浮、身体潮热。此为消中之证，因脾胃蕴热所致，当清脾胃之火。

肝木化火刑金，多见咳嗽带血，或咯血不止，鼻衄，口苦咽干。肾水不足，肺阴受损，虚火上炎，则咳痰不止、潮热盗汗等，肺脉多细数，舌红，苔薄黄。常见病为肺炎、肺结核、肺脓肿、鼻出血。

肾阴不足，则相火旺，龙雷火起，其特征是颧红唇赤，潮热盗汗，腰脊酸痛，心烦不眠，梦遗滑精，脉沉细，舌红，苔薄黄。

三、不同部位之火（热）

火（热）可上灼于头面诸窍，在咽，可见咽喉肿痛，在口，则见舌痛、牙痛、龈肿口糜、口干。上灼于鼻则鼻不通，不辨香臭，或鼻衄、鼻鼽、浊涕黄稠。上灼于目则目赤肿痛、眼屎多、干涩、流泪、目昏糊等。上攻于耳，则耳鸣、耳聋、耳热、耳痛。上灼于头则头痛、头晕、昏厥。

火（热）下可迫于二阴，下迫前阴则小便灼热疼痛、早泄、强中，下迫于后阴则肛门灼热，甚则肛周脓肿疼痛。

火（热）内可侵于脏腑，在心，则可见心悸怔忡、惊惕、心烦不宁、思绪纷乱、不寐、谵语、嗜睡、神昏、狂躁等。心主血脉，血脉失常，或迫血妄行，出现动血、耗血，脉疾数。汗为心之液，火热内迫则头汗、心汗或五心汗出等。火（热）在肝，则可引起胁痛胀、烦躁易怒、狂躁、痉厥、呕血等。火（热）在脾则消谷善饥。火（热）在肺，则肺失宣降，治节无权，出现胸闷胸痛、咳喘、呼吸困难、咯血、咳痰；水道不通，则溲少、淋痛等；肺气不降，则腑气不通，胃气逆则呕恶不食，大肠失于传导则便结或下利；水道不通则津不布而干，津液停聚而肿，溲不利而淋痛、涩、闭、关格。火（热）

在肾则腰痛、遗精、早泄、强中、耳鸣耳聋、头昏目花、骨痿不立、二便不通等。

火（热）在大肠则便结、下利；在小肠则小便浑浊淋痛、口糜；在膀胱则淋痛、癃闭、津液不布而咽干口干等；在胞宫则经乱、崩漏、经闭、胎动不安等；在胃则不食或善饥、呕恶、胃脘胀痛、烧心吞酸、嗳腐口秽、烦渴、大汗、脘胀满或痛、四肢厥逆或热、少气身倦等。

火（热）可窜入气分血分。内窜气分，主要指气分的无形热盛及有形热结。外可淫于皮肉筋脉骨，内可迫五脏六腑；内窜血分，则耗血动血，痉厥昏狂等。

第五章　火（热）证的传变规律

叶天士的《温热论》说："温邪上受，首先犯肺，逆传心包。肺主气属卫，心主血属营……盖伤寒之邪留恋在表，然后化热入里，温邪则化热最速……若病仍不解，是渐欲入营也。营分受热，则血液受劫……再论气病有不传血分，而邪留三焦，犹之伤寒中少阳病也……再论三焦不从外解，必致里结。里结于何？在阳明胃与肠也。"

疾病部位的转移为传，疾病性质的改变为变。临床传与变可单独发生，亦可同时发生。

一、火热之传

1. 顺传

火性炎上，在内之火，由下而上，由内而外，顺势之传为顺。如热在肺，肺主气，其合皮毛。肺布散阳气于皮毛，主宣发，肺布热于外，至表之热有余而见发热诸症，热布于表则肺热得解，不可逆其势而治，当因势而利导之，以辛凉透散之法助其发散，如开窗揭被以除其热。

2. 逆传

阳热本当外达，如若逆其道，向内向下传变则为逆传，如热在肺，本当宣散于表，而遇特殊原因，逆气机向内传至心包，致神昏等症，则为逆传。

3. 由气入血

人体的气血运行是不同的路径，血行脉中，气行脉外。热气入于脉中，则会动血耗血。动血，指热迫血妄行，耗血，指热邪劫灼血液，使血液减少，甚则形成瘀血的过程。轻则血气沸腾，脉流急迫，重则出血。

4. 脏腑经络之间转移

正常状态下，阳气游行疏布于脏腑经络之间，火热邪气，这种无形之邪亦可沿经络游行一身，由一脏走窜入他脏，或由腑及腑，或由腑及脏，因人体脏腑联系紧密，各脏腑之间皆有经络相通，所以热邪游行传递于各脏腑之间，无规律可循。

二、火热之变

火热之邪，本无形，亦与其他邪气相兼相合。相兼，谓相兼而生，未合为一，相合，谓本属不同，但合而为一。相兼者，如寒束热郁，湿遏热伏等，当两相兼顾，视其多寡轻重，分别治之，相合者，如湿热、痰热、瘀热，合而为一，当祛其有形，统而视之。

火热为邪，必伤人体正气，而成虚实夹杂之证，火热伤阴，可致热与阴虚并见，壮火食气，火热可损伤阳气，与气虚阳虚并见，热邪耗血，可兼见血虚之证。

临床见证，多传变并见，如温病初起，热本在肺，顺传三焦之中，本当透达于外，若三焦湿郁，热不能达，与湿相合，形成湿热阻滞三焦之证。

第六章　火（热）证的诊断及鉴别诊断

一、诊断要点

中医讲究四诊合参，所以应从脉象、舌象、临床表现来加以论述。

1. 脉象

典型的火证脉为数脉。热则脉数，脉乃血脉，赖血以充盈，靠气以鼓荡。所有脉象的变化也都是气血变化的反应。热邪炎上，侵入人体，激荡气血，故脉流薄急而数。

2. 舌象

舌红苔黄。火热郁闭，不得外达而上灼，其舌当红。由于火轻重之不同，舌红程度亦有差异。轻者，舌质可无改变，但必不淡；热初起者，可舌边尖红，或舌尖起粟点，重者红；再重则绛而少津，甚至绛紫干敛，或舌謇。

3. 临床表现

火性炎上，火热致病多为功能亢进表现，在外可见热、赤、稠、燥、动之临床特点。

热：火性从阳，其致病多见壮热、发热、恶热、喜冷等。

赤：赤为火色，人身有火，气血沸腾，可见面赤、目赤、舌红。

稠：火热灼津炼液，使分泌物和排泄物稠厚。临床通过观察痰涕、白带等可推断有无实热实火。

燥：热为阳邪，伤津害液，从燥而化，故可见津伤之口渴、咽干、便干等。

动：火热致病多使脏腑功能亢进，如胃阳亢进之消谷善饥，心阳亢进之烦躁不宁等。

二、鉴别诊断

临证主要与阴虚、虚阳外越鉴别。

1. 阴虚

凡阴虚之人，阳气偏盛，外呈一派热象，症见面红目赤，唇口色红，声音响亮，口臭气粗，口渴饮冷等，似火热燔灼，实阴虚所致，故当辨。

阴虚之体，舌苔干，全无津液，或红而少苔，光而裂，其脉细而数，与火热病数实之脉全然不同。郁火之

27

脉，可沉细而数，但按之必有一种躁扰不宁之象，以此
为辨，凡阴虚之证，当存阴、救阴、化阴、育阴，不可
误作热证用寒凉之法。

2. 虚阳外越

阳虚阴盛格阳于外，阴虚阴不敛阳，阳浮游而不归，
皆可见热象，但其人必神迷，卧床不起，见危重象。其
脉亦必见浮大而硬、弦急而细等失冲和之象的脉象。无
胃无神之脉见，脉症不符。

以阳虚为例，阳虚本当出现四肢厥冷、蜷缩而栗、
无神迟钝的临床表现，但当阳虚极时，反而会见到面赤、
身热、烦躁之象，脉亦见浮大之象，此时脉虽浮大，但
按之虚，症虽见热象，但神志低下，急当回阳救逆。

第七章　火（热）证的辨证要点

一、辨别气分血分

1. 热在气分

气分证是指温热病邪内传脏腑，正盛邪炽，阳热亢盛所表现的证候。

临床表现为发热，不恶寒反恶热，汗出，口渴，尿黄，舌红苔黄，脉数有力，或见咳喘，胸痛，咳痰黄稠，或见心烦懊恼，坐卧不安，或见日晡潮热，便秘腹胀，痛而拒按，甚或谵语、狂乱，苔黄干燥甚则焦黑起刺，脉沉实，或见口苦咽干，胸胁满痛，心烦，干呕，脉弦数。

本证以发热、汗出、口渴、舌红苔黄、脉数有力为辨证要点。

2. 热入营血

（1）营分证

营分证指温病邪热内陷，营阴受损，心神被扰所表现的证候。

临床表现为身热夜甚，口不甚渴或不渴，心烦不寐，甚或神昏谵语，斑疹隐隐，舌质红绛无苔，脉细数。

营分证以身热夜甚、心烦、舌红绛、脉细数为辨证要点。

（2）血分证

血分证指温病邪热深入阴血，导致动血、动风、耗阴所表现的证候。

临床表现为身热夜甚，躁扰不宁，甚或神昏谵语，斑疹显露、色紫黑，吐血、衄血、便血、尿血，舌质深绛，脉细数，或见四肢抽搐，颈项强直，角弓反张，目睛上视，牙关紧闭，脉弦数，或见手足蠕动、瘛疭等，或见持续低热，暮热早凉，五心烦热，或见口干咽燥，形体干瘦，神疲耳聋，舌干少苔，脉虚细。

血分证以发热、神昏谵语、斑疹紫暗、出血动风、舌质深绛为辨证要点。

（3）病理改变

热入营血是热病中的重症，当警觉。热入营血主要出现四个方面的病理改变。

1）热陷心包，逼乱神明，出现神昏、谵语、躁狂等。

2）耗伤营阴。热盛阴伤，神无所依；心中怵惕烦乱，憺憺大动。血脉失充，脉细沉而数急，或阴不制阳而脉浮而虚大，舌光绛而干燥。

3）瘀血阻塞。热耗阴血，血稠浊而行泣，瘀血乃成。瘀阻脏腑、器官、血脉，不仅产生脏腑器官的功能失常，且瘀阻血脉，血不循经，可造成离经出血。

4）动血。热入营血，不仅灼热肢厥，神昏动风，且广泛出血。出血的主要原因：一为瘀血阻塞，血不循经，一为热迫血妄行，二者同时并存。

总之，血分之热往往出现心神受扰和耗血动血两组症状或体征，以此来判断热是否在血分。

二、辨别脏腑

1. 风热犯肺证

风热犯肺证是指风热侵袭，肺卫失宣，以咳嗽、发热恶风等为主要表现的证候。

临床表现：咳嗽，痰少而黄，气喘，鼻塞，流浊涕，咽喉肿痛，发热，微恶风寒，口微渴，舌尖红，苔薄黄，脉浮数。

本证多有感受风热的病史，以咳嗽、痰少色黄与风热表证共见为辨证的主要依据。

2. 肺热炽盛证

肺热炽盛证是指火热炽盛，壅积于肺，肺失清肃，以咳喘气粗、鼻翼扇动等为主要表现的实热证候。

临床表现：发热，口渴，咳嗽，气粗而喘，甚则鼻翼扇动，鼻息灼热，胸痛，或有咽喉红肿疼痛，小便短黄，大便秘结，舌红苔黄，脉洪数。

本证以新病势急，咳喘气粗、鼻翼扇动与火热症状共见为辨证的主要依据。

3. 痰热壅肺证

痰热壅肺证是指痰热交结，壅滞于肺，肺失清肃，以发热、咳喘、痰多黄稠等为主要表现的证候。

临床表现：咳嗽，咳痰黄稠而量多，胸闷，气喘息粗，甚则鼻翼扇动，喉中痰鸣，或咳吐脓血腥臭痰，胸痛，发热口渴，烦躁不安，小便短黄，大便秘结，舌红苔黄腻，脉滑数。

本证以发热、咳喘、痰多黄稠等为辨证的主要依据。

4. 燥邪犯肺证

燥邪犯肺证是指外感燥邪，肺失宣降，以干咳痰少、鼻咽口舌干燥等为主要表现的证候。燥邪有偏寒、偏热的不同，而有温燥袭肺证和凉燥袭肺证之分。

临床表现：干咳无痰，或痰少而黏、不易咯出，甚则胸痛，痰中带血，或见鼻衄，口、唇、鼻、咽、皮肤干燥，尿少，大便干结，舌苔薄而干燥少津。或微有发热恶风寒，无汗或少汗，脉浮数或浮紧。

本证与气候干燥有关，以干咳痰少、鼻咽口舌干燥等为辨证的主要依据。

5. 肺阴虚证

肺阴虚证是指肺阴亏虚，虚热内扰，以干咳少痰、潮热、盗汗等为主要表现的虚热证候。

临床表现：干咳无痰，或痰少而黏、不易咳出，或痰中带血，声音嘶哑，口燥咽干，形体消瘦，五心烦热，潮热盗汗，两颧潮红，舌红少苔。

本证以干咳、痰少难咳、潮热、盗汗等为辨证的主要依据。

6. 痰火扰神证

痰火扰神证是指火热痰浊交结，扰闭心神，以狂躁、神昏及痰热症状为主要表现的证候，又名痰火扰心（闭窍）证。

临床表现：发热，口渴，胸闷，气粗，咯吐黄痰，喉间痰鸣，心烦，失眠，甚则神昏谵语，或狂躁妄动，打人毁物，不避亲疏，胡言乱语，哭笑无常，面赤，舌质红，苔黄腻，脉滑数。

本证以神志狂躁、神昏谵语与痰热症状共见为辨证的主要依据。

7. 心火亢盛证

心火亢盛证是指火热内炽，扰乱心神，迫血妄行，上炎口舌，热邪下移，以发热、心烦、吐衄、舌赤生疮、尿赤涩灼痛等为主要表现的实热证候。

临床表现：发热，口渴，心烦，失眠，便秘，尿黄，面红，舌尖红绛，苔黄，脉数有力，甚或口舌生疮、溃烂疼痛，或见小便短赤、灼热涩痛，或见吐血、衄血，或见狂躁谵语、神志不清。

以口舌生疮、赤烂疼痛为主者，称为心火上炎证。

兼小便赤、涩、灼、痛者，称为心火下移证，习称心移热于小肠。

吐血、衄血表现突出者，称为心火迫血妄行证。

以狂躁谵语、神志不清为主症者，称为热扰心神证或热闭心神证。

本证以发热、心烦、吐衄、舌赤生疮、尿赤灼痛等为辨证的主要依据。

8. 心阴虚证

心阴虚证是指阴液亏损，心与心神失养，虚热内扰，以心烦、心悸、失眠及阴虚症状为主要表现的虚热证候。

临床表现：心烦，心悸，失眠，多梦，口燥咽干，形体消瘦，或见手足心热，潮热盗汗，两颧潮红，舌红少苔乏津，脉细数。

本证以心烦、心悸、失眠与阴虚症状共见为辨证的主要依据。

9. 胃热炽盛证

胃热炽盛证是指火热壅滞于胃，胃失和降，以胃脘灼痛、消谷善饥等为主要表现的实热证候，又名胃（实）热（火）证。

临床表现：胃脘灼痛、拒按，渴喜冷饮，或消谷善饥，或口臭，牙龈肿痛溃烂，齿衄，小便短黄，大便秘结，舌红苔黄，脉滑数。

本证以胃脘灼痛、消谷善饥等与实火症状共见为辨证的主要依据。

10. 胃阴虚证

胃阴虚证是指阴液亏虚，胃失濡润、和降，以胃脘嘈杂，饥不欲食，脘腹痞胀、灼痛等为主要表现的虚热证候，又名胃虚热证。

临床表现：胃脘嘈杂，饥不欲食，或痞胀不舒，隐隐灼痛，干呕，呃逆，口燥咽干，大便干结，小便短少，舌红少苔乏津，脉细数。

本证以胃脘嘈杂、灼痛，饥不欲食与虚热症状共见为辨证的主要依据。

11. 湿热蕴脾证

湿热蕴脾证是指湿热内蕴，脾失健运，以腹胀、纳呆、发热、身重、便溏不爽等为主要表现的湿热证候，又名中焦湿热、脾经湿热证。

临床表现：脘腹胀闷，纳呆，恶心欲呕，口中黏腻，渴不多饮，便溏不爽，小便短黄，肢体困重，或身热不扬，汗出热不解，或见面目发黄鲜明，或皮肤发痒，舌质红，苔黄腻，脉濡数或滑数。

本证以腹胀、纳呆、发热、身重、便溏不爽、苔黄腻等为辨证的主要依据。

12. 肝火炽盛证

肝火炽盛证是指火热炽盛，内扰于肝，气火上逆，以头痛、烦躁、耳鸣、胁痛等及火热症状为主要表现的实热证候，又名肝火上炎证、肝经实火证，简称肝火（热）证。

临床表现：头晕胀痛，痛如刀劈，面红目赤，口苦口干，急躁易怒，耳鸣如潮，甚或突发耳聋，失眠，噩梦纷纭，或胁肋灼痛，吐血、衄血，小便短黄，大便秘结，舌红苔黄，脉弦数。

本证以头痛、烦躁、耳鸣、胁痛等与火热症状共见为辨证的主要依据。

13. 肝阳上亢证

肝阳上亢证是指肝阳亢扰于上，肝肾阴亏于下，以眩晕耳鸣、头目胀痛、面红、烦躁、腰膝酸软等为主要表现的证候。

临床表现：眩晕耳鸣，头目胀痛，面红目赤，急躁易怒，失眠多梦，头重脚轻，腰膝酸软，舌红少津，脉弦有力或弦细数。

本证以眩晕耳鸣、头目胀痛、面红、烦躁、腰膝酸软等为辨证的主要依据。

14. 肝阴虚证

肝阴虚证是指阴液亏损，肝失濡润，阴不制阳，虚热内扰，以头晕、目涩、胁痛、烦热等为主要表现的虚热证候，又名肝虚热证。

临床表现：头晕眼花，两目干涩，视力减退，或胁肋隐隐灼痛，面部烘热或两颧潮红，或手足蠕动，口咽干燥，五心烦热，潮热盗汗，舌红少苔乏津，脉弦细数。

本证以头晕、目涩、胁痛等与虚热症状共见为辨证的主要依据。

15. 肾阴虚证

肾阴虚证是指肾阴亏损，失于滋养，虚热内扰，以腰酸而痛、遗精、经少、头晕耳鸣等为主要表现的虚热证候，又名真阴（肾水）亏虚证。

临床表现：腰膝酸软而痛，头晕，耳鸣，齿松，发脱，男子阳强易举、遗精、早泄，女子经少或经闭、崩漏，失眠，健忘，口咽干燥，形体消瘦，五心烦热，潮热盗汗，骨蒸发热，午后颧红，小便短黄，舌红少津、少苔或无苔，脉细数。

本证以腰酸而痛、遗精、经少、头晕耳鸣等与虚热症状共见为辨证的主要依据。

16. 小肠实热证

小肠实热证是指心火下移小肠，以小肠里热炽盛为主要表现的证候。

临床表现：心烦失眠，面赤口渴，口舌生疮，溃烂灼痛，小便赤涩，尿道灼痛，尿血，舌红苔黄，脉数。

本证以小便赤涩灼痛与心火炽盛为辨证的主要依据。

17. 肠道湿热证

肠道湿热证是指湿热内蕴，阻滞肠道，以腹痛、暴泻如水、下痢脓血、大便黄稠秽臭及湿热症状为主要表现的证候，又名大肠湿热证。

临床表现：身热口渴，腹痛腹胀，下痢脓血，里急后重，或暴泻如水，或腹泻不爽、粪质黄稠秽臭，肛门灼热，小便短黄，舌质红，苔黄腻，脉滑数。

本证以腹痛、暴泻如水、下痢脓血、大便黄稠秽臭等与湿热症状共见为辨证的主要依据。

18. 肠热腑实证

肠热腑实证是指里热炽盛，腑气不通，以发热、大便秘结、腹满硬痛为主要表现的实热证候，又名大肠热结证、大肠实热证。六经辨证中称为阳明腑证，卫气营血辨证中属气分证，三焦辨证中属中焦证。

临床表现：高热，或日晡潮热，汗多，口渴，脐腹胀满硬痛、拒按，大便秘结，或热结旁流，大便恶臭，小便短黄，甚则神昏谵语、狂乱，舌质红，苔黄厚而燥，或焦黑起刺，脉沉数（或迟）有力。

本证以发热、大便秘结、腹满硬痛为辨证的主要依据。

19. 肠燥津亏证

肠燥津亏证是指津液亏损，肠失濡润，传导失职，以大便燥结、排便困难及津亏症状为主要表现的证候。

临床表现：大便干燥如羊屎，艰涩难下，数日一行，腹胀作痛，或可于左少腹触及包块，口干或口臭，或头晕，舌红少津，苔黄燥，脉细涩。

本证多属病久而势缓，以大便燥结、排便困难与津亏症状共见为辨证的主要依据。

20. 胆郁痰扰证

胆郁痰扰证是指痰浊或痰热内扰，胆郁失宣，以胆怯、惊悸、烦躁、失眠、眩晕、呕恶等为主要表现的证候。

临床表现：胆怯易惊，惊悸不宁，失眠多梦，烦躁不安，胸胁胀闷，善太息，头晕目眩，口苦呕恶，舌淡红或红，苔白腻或黄滑，脉弦缓或弦数。

本证以胆怯、惊悸、烦躁、失眠、眩晕、呕恶等为辨证的主要依据。

21. 膀胱湿热证

膀胱湿热证是指湿热侵袭，蕴结膀胱，以小便频急、灼涩疼痛及湿热症状为主要表现的证候。

临床表现：小便频数，排尿灼热涩痛，小便短赤，尿血或有砂石，小腹胀痛，腰痛，发热口渴，舌红苔黄腻，脉濡数。

本证属新病势急，以小便频急、灼涩疼痛等与湿热症状共见为辨证的主要依据。

三、注意津液存亡

阴津与阳气是身体阴阳平衡的基本物质，热邪又最易伤津。在热病中，留得一分津液便有一分生机，津液是对抗热邪的主力军，所以临证应重视津液的补充。

第八章 火（热）证的证候转化

证候转化指疾病在发展变化过程中，其病位、病性，或邪正盛衰的状态发生变化，由一种证候转化为对立的另一种证候。证候的转化包括表里出入、寒热转化及虚实转化。

一、表里出入

表里出入是指病情表与里的相互转化，或病情由表入里而转化为里证，或病邪由里出表而有出路。一般而言，这种病位上的变化，由表入里多提示病情转重，由里出表多预示病情减轻。掌握病势的表里出入变化，对于预测疾病的发展与转归，及时改变治法，及时截断、扭转病势，或因势利导，均具有重要意义。

1. 由表入里

由表入里指证候由表证转化为里证，即表证入里，表明病情由浅入深，病势发展。

2. 由里出表

由里出表指在里的病邪向外透达所表现的证候，表明邪有出路，病情有向愈的趋势。

二、寒热转化

寒热转化指疾病的寒热性质发生相反的转变，寒证化热示阳气旺盛，热证转寒示阳气衰惫。

1. 寒证化热

寒证化热指原为寒证，后出现热证而寒证随之消失。寒证化热常见于外感寒邪未及时发散而机体阳气偏盛，阳热内郁到一定程度，寒邪化热，形成热证，或是寒湿之邪郁遏，而机体阳气不衰，由寒而化热，或因使用温燥之品太过，亦可使寒证转化为热证。如寒湿痹病，初为关节冷痛、重着、麻木，病程日久，或过服温燥药物，而变成患处红肿灼痛。哮病因寒引发，痰白稀薄，久之见舌红苔黄，痰黄而稠。痰湿凝聚的阴疽冷疮，其形漫肿无头、皮色不变，以后转为红肿热痛而成脓等，均属寒证转化为热证。

2. 热证转寒

热证转寒指原为热证，后出现寒证，而热证随之消失，常见于邪热毒气严重的情况之下，或因失治、误治，以致邪气过盛，耗伤正气，正不胜邪，机能衰败，阳气耗散，故而转为虚寒证，甚至出现亡阳的证候，如疫毒痢初期，高热烦渴，舌红脉数，泻痢不止，若急骤出现四肢厥冷、面色苍白、脉微，或病程日久而表现出畏寒肢凉，面白舌淡，皆是由热证转化为寒证。

三、虚实转化

虚实转化指疾病的虚实性质发生相反的转变，提示邪与正之间的盛衰关系出现了本质性变化。实证转虚为疾病的一般规律，虚证转实常常是证候的虚实夹杂。所谓实证转虚，指原先表现为实证，后来表现为虚证，提示病情发展，邪正斗争的趋势，或是正气胜邪而向愈，或是正不胜邪而迁延，故病情日久，或失治误治，正气伤而不足以御邪，皆可形成实证转化为虚证。如初期见高热、口渴、汗多、脉洪数，后期见神疲嗜睡、食少、咽干、舌嫩红无苔、脉细数等，乃邪虽去而正已伤，由实证转化为虚证。

四、证候真假

某些疾病在病情的危重阶段，可以出现一些与疾病本质相反的"假象"，掩盖病情的真象。所谓"真"，是指与疾病内在本质相符的证候；所谓"假"，是指疾病表现出某些不符合常规认识的假象，即与病理本质所反映的常规证候不相应的某些表现。证候真假的内容主要包括寒热真假与虚实真假。其鉴别主要指真寒假热与真热假寒的鉴别。

1. 寒热真假的概念

当病情发展到寒极或热极的时候，有时会出现一些与其寒、热本质相反的"假象"症状或体征，即所谓真热假寒、真寒假热。

（1）真热假寒

真热假寒指内有真热而外见某些假寒的"热极似寒"证候，其临床表现有四肢凉甚至厥冷，神志昏沉，面色紫暗，脉沉迟，身热，胸腹灼热，口鼻气灼，口臭息粗，口渴引饮，小便短黄，舌红苔黄而干，脉有力。

由于邪热内盛，阳气郁闭于内而不能布达于外，故可表现出四肢凉甚至厥冷、脉沉迟等类似阴证的假寒现象。邪热内闭，气血不畅，故见神志昏沉、面色紫暗。热邪内蕴，伤津耗液，故见身热、胸腹灼热、口鼻气灼、口臭息粗、口渴引饮、小便短黄、舌红苔黄而干、脉有力等实热证的表现。

真热假寒证常有热深厥亦深的特点，故可称为热极肢厥证，古代亦有称阳盛格阴证者。

（2）真寒假热

真寒假热指内有真寒而外见某些假热的"寒极似热"

证候，其临床表现有自觉发热，欲脱衣揭被，触之胸腹无灼热、下肢厥冷，面色浮红如妆，非满面通红，神志躁扰不宁，疲乏无力，口渴但不欲饮，咽痛而不红肿，脉浮大或数，按之无力，便秘而便质不燥，或下利清谷，小便清长（或尿少浮肿），舌淡，苔白。由于阳气虚衰，阴寒内盛，逼迫虚阳浮游于上、格越于外，故可表现为自觉发热，欲脱衣揭被，面色浮红如妆，躁扰不宁，口渴咽痛，脉浮大或数等颇似阳热证的表现，但因其本质为阳气虚衰，肢体失其温煦，水液不得输布、气化，故触之胸腹必然无灼热，且下肢厥冷，口渴而不欲饮，咽部不红肿，面色亦不会满面通红，并见疲乏无力，小便清长，或尿少而浮肿，便质不燥，甚至下利清谷，脉按之无力，舌淡，苔白等里虚寒的证候，故可知其所现"热"证为假象。

真寒假热实际是阳虚阴盛而阳气浮越，故又称虚阳浮越证，古代亦有称阴盛格阳证、戴阳证者。

2. 寒热真假的鉴别要点

辨别寒热证候的真假，应以表现于内部、中心的症状为准、为真，肢末、外部的症状是现象，可能为假象，故胸腹的冷热是辨别寒热真假的关键，胸腹灼热者为热证，胸腹部冷而不灼热者为寒证。

对于寒热真假的辨别，《温疫论·论阳证似阴》指出，捷要辨法，凡阳证似阴，外寒而内必热，故小便血赤，凡阴证似阳者，格阳之证也，上（外）热下（内）寒，故小便清白，但以小便赤白为据，以此推之，万不失一。此确为经验之谈。

第九章 火（热）证的治则治法

《素问·至真要大论》云"热者寒之，寒者热之，温者清之"，提出火（热）宜用清法（寒法）治疗。

一、清法的源流

清法源于《黄帝内经》，如《素问·至真要大论》云"热者寒之，寒者热之，温者清之""热淫所胜，平以咸寒，佐以苦甘，以酸收之……以苦发之"，初步提出了清法的适应证，并指出了火热之邪侵入人体形成热性病证，可用咸寒、苦寒、甘寒、酸寒等清热药物治疗。其对后世清法方剂的组成和运用具有一定指导意义，为清法的形成和发展奠定了理论基础，还对虚热证提出了通过养阴清虚热之"诸寒之而热者取之阴"的重要论述。

《神农本草经》记载了诸多寒凉解毒药物的功效，有"疗热以寒药"的重要论述，而且在记载的药物中，寒凉性药物约占总数的 1/3，为清法选药组方奠定了药物基础。

张仲景的《伤寒杂病论》据《黄帝内经》理论创制了清法方剂，如白虎汤治烦热大渴、白头翁汤治热痢下重、栀子豉汤治心中懊侬、葛根黄芩黄连汤治肠热泄泻等。其不仅详细论述了清法方剂的适应证、组方规律，而且还提出清法方剂的加减变化规律，开里热证辨证论治之先河，为清法用于外感病及后世温病学的形成与发展奠定了基础。

继仲景之后，晋唐时期清法得到了广泛应用，如《小品方》载芍药地黄汤凉血散瘀，治疗血证；葛洪的《肘后备急方》搜集了大量民间清法方剂，丰富了清法的内容，立黑膏清营宣透、治疗发斑，以生地黄凉血清营、淡豆豉宣透发越，堪称透营转气之祖。唐代孙思邈的《备急千金要方》《千金翼方》也大量记载了清法的方药，不仅运用清法方药治疗五脏六腑的实热证，还将清法的方药运用于内、外、妇、儿各科，而且创制了治疗血分热盛证的有效方剂，如犀角地黄汤、苇茎汤等。《备急千金要方》中的许多清法方剂对后世影响极大，不仅其配伍严谨、疗效卓著，而且犀角地黄汤被奉为清营凉血之代表方，其他如栀子汤主治表里俱热之证，后世的凉膈散即栀子汤化裁而来，吴鞠通的清营汤也系犀角地黄汤加味而成。《外台秘要》载崔氏黄连解毒汤能"直解热毒"，成为苦寒直折其热之佳剂。

宋代《太平惠民和剂局方》搜集了大量清法方剂，如清心开窍的紫雪、至宝丹，被后世誉属为"凉开三宝"。宋代除《太平圣惠方》《圣济总录》《太平惠民和剂局方》大量记载清法方剂外，钱乙的《小儿药证直诀》结合脏腑热病的不同特点，首创了清脏腑热的有效方剂，使热病的治疗更有针对性，如研制了导赤散、泻黄散、泻白散、泻青丸，用以治疗心、脾、肺、肝四脏之热。金元时期刘河间提出"六气皆从火化""六经传受皆是热证"的观点，极力提倡主火热学说，自成"寒能胜热"等一套完整的清法理论体系，总结了热性疾病的治疗原则，创研了诸多清法方剂，并提出表证兼有内热者，可用表里双解法，如防风通圣丸、双解散，推动了清法的发展与运用，为后世温热学运用清法开创了思路。元代罗谦甫在《卫生宝鉴》中，主张把清法分为六大类，上焦之热用凉膈散，中焦之热用调胃承气汤、泻黄散，下焦之热用大承气汤、三才封髓丹，气分之热用白虎汤，血分之热用桃仁承气汤，通治三焦之热用黄连解毒汤。罗氏吸取了前人精华，扩大了清法的治疗范围，对后世卫气营血、三焦辨证学说的形成产生了重要影响。清法在外感热病中广泛应用，是温病学的一大发展，把清法在温病学治疗范围向前推进了一步，使温病学说形成了完整体系。

明清时期吴有性、王孟英、吴瑭、喻嘉言、叶天士等温病学大家，不仅重视清法方剂的应用，用药广泛而细腻，而且创制了许多卓有成效的清法新方，如银翘散、化斑汤、清营汤、清瘟败毒饮、神犀丹等。

随着温病学卫气营血体系的成熟，对温病不同阶段应用不同的清法，不仅清卫分、气分热有了新的发展，而且清营凉血法有了突破性的进展，并提出了新的理论，如叶天士对外感热病邪盛极期营血燔热证进行了深入研讨，在其《温热论》中提出在卫汗之可也，到气方可清气，入营犹可透热转气，如犀角、玄参、羚角等物，入血就恐耗血动血，直须凉血散血，如生地、丹皮、阿胶、赤芍等物的见解。清代以来对清心开窍、凉肝息风等清法的临床应用及配伍规律也得到了明确的认识。时至清代程钟龄在《医学心悟》中明确提出清法为"医门八法"之一，突出了清法在治法学中的地位，精辟地阐明了清法的适应证、内涵和注意事项，"清法"作为中医治疗大法之一的地位被确立，此时清法的理论基础及临床实践已近成熟，为后世正确运用清法及清法方剂指明了方向、思路。综上所述，清法的源流大致可分为三个阶段：汉代以前是奠定清法的理论阶段；唐宋时期是清法方剂的广泛搜集阶段；明清时期是清法的发展阶段，随着温病学派的形成与成熟，不仅创制了许多新的清法方剂，而且清法的临床应用也日益广泛。

二、清法的内涵

清法是通过寒凉性药物泻火、解毒、清气、凉营、凉血、祛邪等作用，以清除邪热、里热等作用的一种治疗方法。清法系通过寒凉之品的药物，使邪热外泄，以消除里热、温热、里火。其主要作用于里，以达到清热、泻火、凉血、解毒、清宣透热、畅通气机之作用与目的，并通过祛除邪热而起到保阴、除烦、止渴、生津等治疗目的。清法是用以治疗邪热、里热证的方法之一，因此，在外感疾病的治疗中占有极为重要的地位。

陈修园的《时方歌括》将清法所组成的方剂归入"寒能胜热"范畴，《医方集解》将清法组成的方剂归入"泻火之剂"范畴。由于热证的范围广泛，病情变化迅速、复杂。因此，清法其内容丰富、应用广泛，就其性质而言，有实热、虚热之分；就其病因而言，有外感、内伤之别；就其病位而言，有表、里之差，有在卫、在气、在营、在血、在脏、在腑之殊。

三、清法的适应证

温、热、火三者同属一性，只是程度不同，温甚为热、热极为火、火热壅盛又可化毒，总称为热。究其成因不外内生与外感。清法主要适用于外邪入里化热，或五志化火、热从内生的各种不同的热性证候，如温热病、湿热病、斑疹、血证、丹毒、疮痈、痄腮、黄疸、痢疾等。就其临床表现而言，主要适用于高热、烦渴、神昏谵语、衄血斑疹、惊痫抽搐、溲黄便结、暴注下迫、痢下赤白、咳嗽痰稠等。基于邪热、热毒致病，暴戾酷烈，来势急剧，变化迅速，可内攻脏腑、营血、经络，病变无常、变化多端，故应用清法宜早，除邪务尽，"握机于病象之先"，或"先症而治"，或能扭转截断，防生风、动血、窍闭之变。

四、清法的主要作用

清法主要作用于三焦、卫气营血、脏腑，清法总的作用是清热，通过直清，直拔病灶，起到清宣透热、清热泻火、清营凉血等作用，并迅速驱除热毒，减轻或阻止火热邪毒对脏腑的直接伤害，并通过祛除邪热而避免津液、营血的进一步耗伤，起到保阴作用，利于正气恢复，而收祛邪、退热、开窍、止痢、退黄之效。

1. 直折邪毒

火性炎上，苦味能降能泄，寒性能清热降火，用苦寒泄热之品，泄热降火，直折上炎之火，即《本草正·黄柏》所云"苦寒直折"。清法主要作用于卫气营血、脏腑，通过直清，清火泄毒，以驱除邪气，直接灭除火热邪毒，挫其淫热、伐其邪势，使邪热直接清除，并防邪热深入、正气耗伤，以收治病求本之效。如吴又可在《温疫论·注意逐邪勿拘结粪》所云："欲为万全之策者，不过知邪之所在，早拔去病根为要耳……能早祛其邪，安患燥结耶。"清法与利法、下法、汗法被视为祛邪的主要方法和手段之一，在外感热病、里热证中广泛应用。

2. 清热泻火

用辛寒之性因势利导，使其深盛之邪热透达肌表而解。清法通过直清，首先清除胃、肺、肝、大肠等经之邪热，继而清除其他脏腑之邪热，达到清热泻火之目的。

3. 凉血消斑

清法通过直清，泄热解毒，除能清除气分邪热外，亦能直接清营凉血，营血得清，血不妄行，而达凉血消斑、解毒消斑之功。

4. 透营转气

清法通过直清，既能清除营分邪热，又能使营分之邪热转出，并通过气分透达，是邪气外出的主要途径之一。

5. 清营透疹

清法通过清热凉营、清除营分之邪热，使疹子从里向外透达，以起到透疹之作用。适用于热盛而疹透不畅之证。

6. 清热透邪

运用性味辛散苦寒，具有清泻宣发邪热作用的方法，引导邪热向外透达，达到透邪外出之目的。

7. 清热止渴

用清热泻火的方法，减少邪、热、火对人体阴液的耗伤，从而间接达到止渴目的。

8. 清热止血

用清热泻火、清热凉血的方法使热清，血热得清，以解除动血、迫血、出血的原因，间接达到止血之目的。

9. 清热调经

用清热泻火、清营凉血的方法，使血热得清，以解除动血、迫血的原因，间接达到调经之目的。

10. 清热宣痹

运用清热祛邪的方法，以疏通经络、肌表之邪热，使经络通畅，达到宣通痹阻之目的。

11. 清络通痹

运用清法，直入营血，清其络热，冀以毒热廓清、气血流通、络道通利，达到清络之作用，可使痹痛渐除。

12. 清热止痛

运用清热解毒、泻火除邪的方法，以祛邪、消散壅结，使脏腑、经络通畅，间接达到止痛之目的。

13. 凉血止痢

运用清热凉血、泻火解毒的方法，并与理气、理血诸法配伍，行气导滞、除肠中壅阻气滞，即"调气则后重自除"，理血、凉血使气血调和，此即"行血则便脓自愈"，达到止痢之目的与作用。

14. 清热止泻

运用清法，以清泻、祛除肠道邪热、郁热，清泻肠道火热、苦寒燥其湿，既祛因，又有调整泌别清浊功能之作用，达到止泻之目的。

15. 泻火通淋

运用清热泻火、清热燥湿之清法，以清泻膀胱火热、苦寒燥其湿，既祛因，又有恢复膀胱功能之作用，达到止淋、通淋之目的。

16. 清宣郁热

运用清热泻火除烦之清法、行气解郁之理气法，使里热外散，达到清泻郁热、清宣郁火之目的。

17. 潜降虚火

运用具有清泻虚火、引火下潜作用之清法、补法，以消除上炎之虚火、浮越之虚阳、阴虚之火旺，达到清虚热、降虚火之目的。

18. 清泻脏腑热

运用清热泻火、清热解毒之清法，并与下法、利法、

汗法配伍，以清泻肺、肝、脾、胃、心之热，达到清泻
脏腑热、清心安神、清肺平喘、清肺宣肺、清胃和中、
清胃止呕、清胃降逆、清泻脾经伏火、清肝理气、清热
安胎、清泻膈热等治疗目的，从而解除脏腑邪热、内热。

19. 泻火存阴

泻火泄热达到间接存阴的目的，此法与滋阴生津法直
接益阴不同，系通过泄热解毒、灭火救水的方法，达到存
津之目的。《医方集解·泻火之剂》黄连解毒汤中汪昂有
"故用大苦大寒之药，抑阳而扶阴，泻其亢甚之火，而救其
欲绝之水也"之论。此法为直接消除阴伤的原因而从根本
上杜绝液耗阴亡之变。如叶天士《三时伏气外感篇·春
温》云："寒邪深伏，已经化热，昔贤以黄芩汤为主方，
苦寒直清里热。热伏于阴，苦味坚阴乃正治也。"《得配本
草》"黄柏"中亦云："火清则水得坚凝，不补而补也。"

20. 清热除蒸

运用具有清热降火、透热除蒸作用的方法，以清除
虚火、除郁蒸，治疗虚火内伏所致蒸蒸发热之证。

21. 清热安胎

运用清热泻火之清法，以清除热扰胞宫之热邪，解
除、制止引起胎动不安的原因，从而达到安胎之目的。

22. 退热

通过清法直清，直接灭除火热邪毒，杀其炎炎之势，

迅速终止火热邪毒燔气灼血的病理变化，使邪热之势得以控制，自然达到退热之目的。

23. 消斑

运用清法，以泄毒解热，使客入营血之邪热得清，血凉而不妄动，血不妄行，而使斑消病除，达到消斑之治疗目的。

五、清法的临床应用及其配伍技巧

凡邪热入里，热势弥漫，既非汗法所能解，又非下法之能攻者，最宜用清法。通过运用清法以达祛邪、泻火、凉营、凉血、透疹、清脏腑热等不同的病因学、病机学、对症等治疗目的。临证除需根据邪热的轻重、客犯部位不同采用相应清法外，尚须详细辨证，从整体出发，注意配合散而清、润而清、消而清、补而清、化痰而清、甘寒而清、利而清、以泻代清等具体方法的应用。

1. 清气分热法

清气分热法主要适用于热在气分证。气分证是外感疾病过程中邪正交争最激烈的阶段，如果邪在气分而失治或治不如法，其邪可内传营血，甚至导致液涸窍闭动风等危急证，因此，把握好气分关对于临证治疗有重要的意义。

清气分热法主要是指运用辛寒之法以大清气分、透热外达的一种治法。本法清热之力较强，但其作用重点仍在透达邪热，有祛邪、退热、除烦、止渴之效。

热在气分，应注意区别热势的外浮与内郁两种趋向。如热势浮盛于外，其治疗以辛寒之剂为主，使用辛寒之性的药物因势利导，使其深盛之邪热透达肌表而解，代表方为白虎汤类方、寒解汤、石膏汤等。邪热在气分而热势内盛者为内热炽盛，治以苦寒之剂为主，代表方为黄连解毒汤等。

临证常用辛寒或苦寒质润而兼清热与养阴作用的药物为佳，如生石膏、知母等为首选；配伍养阴生津之法，即"甘苦合化"，如麦冬、玄参、生地黄、芦根之类，后世温病学家治疗热病，强调"存得一分津液，便有一分生机"，十分重视养阴生津药的配伍。如吴鞠通在《温病条辨》"中焦篇"中论"温病燥热，欲解其燥，先滋其干，不可纯用苦寒也，服之反燥甚"；《温病条辨》吴鞠通在"吴又可温病禁黄连论"中指出"唐宋以来，治温热病者，初用辛温发表，见病不为药衰，则恣用苦寒，大队芩、连、知、柏，愈服愈燥""于应用芩、连方内，必大队甘寒以监之，但令清热化阴，不令化燥"。

在清泻里热的同时，一般佐用辛凉透表之汗法药物，或疏解卫分表邪，或宣散胸膈郁热，或清透气分邪热，其一以达驱邪外出、清宣里热之作用，其二药性轻平、宣畅气机、透泄外邪。如吴又可在《温疫论》中云："邪自窍而入，未有不由窍而出。《经》曰：未入于腑者，可汗而已，已入于腑者，可下而已，麻征君复增汗、吐、下三法，总是导引其邪从门户而出，可为治之大纲""若以黄连解毒汤、黄连泻心汤，纯乎寒凉，专务清热，既无汗、吐、下之能，焉能使邪从窍而出，是忘其本，徒治其标"。如《东垣试效方》中普济消毒饮之配伍薄荷、升麻、柴胡，俞根初《通俗伤寒论》中新加白虎汤之配以薄荷、荷叶，《伤寒瘟疫条辨》中小清凉散之用蝉蜕、僵蚕，《伤寒论》中栀子豉汤之用豆豉。他如寒解汤之用蝉蜕，石膏汤之用香豉、麻黄等皆此配伍思想。

在直清里热、气分热的同时，亦可佐用利法药物，以导邪热从前阴（小便）而出，如俞根初创研的新加白虎汤之配以竹叶，以及葱豉白虎汤之配以葱白、豆豉，竹叶石膏汤之配伍竹叶等，皆此配伍思想。可根据具体病情及治疗的需要，灵活采用以泻代清之下法，除取其釜底抽薪、澄本清源之意外，亦能加强其祛邪清热之力。一般在临床上佐用下法药物，如大黄黄连泻心汤、泻心汤之佐用大黄，凉膈散在清热凉膈的同时配以大黄、芒硝，升降散、清化汤、增损三黄石膏汤、增损双解汤、增损普济消毒饮、解毒承气汤、白虎承气汤等诸多方剂皆配伍大黄、芒硝。有些特殊情况下亦可根据病情需要主用下法药物，以达清、下并用之功，如宣白承气汤、白虎承气汤等皆以下法为主，清、下并用。因此，下法药物在清气分方剂中的配伍有其重要而普遍的临床意义。

2. 清热解毒法

清热解毒法是使用清法为主，以直清里热、泻火解毒，适用于三焦火毒热盛，以及邪郁生热、胸膈热聚，或风热疫毒发于头面等证，本法有清热、泻火、解毒、消肿之效，常用药物有黄连、黄芩、黄柏、栀子、金银花、连翘、蒲公英、紫花地丁、野菊花等。

如热在气分应着重清气，热在血分应着重凉血，疗疮痈肿初起则应适当选用活血通络之品，若脓肿已成则应配伍活血凉血、行气通络排脓之品，如热聚胸膈可配伍芒硝、大黄通下之品，以导热下行。代表方剂为普济消毒饮、仙方活命饮、五味消毒饮等。

运用清热解毒法以直折火势、清热泻火，在运用清热解毒法时，除常用黄连、黄芩、黄柏、蒲公英、紫花地丁等药物外，在清解上焦邪热的同时，根据病情需要配伍下法，使邪热有出路，以达"釜底抽薪"之用，加强其清热之功，具有澄本清源之意，如凉膈散之用大黄、芒硝等。

在立清热解毒法时，除应用清法、下法外，亦应根据热毒侵犯部位不同予以适当的配伍，如火毒有外出之

势，可配伍透散之汗法，若已渐熏蒸血分，则须佐以凉
血行血之法；或在清热解毒法的方剂中适当配伍疏散之
汗法，使壅于上焦或头面之热毒得以疏散，火郁发之，
如凉膈散之用薄荷，普济消毒饮之用薄荷、连翘、牛蒡
子等皆取其疏散郁热之功；或在清热解毒、疏散风热、
通下邪热的基础上，注重理气法的配伍与应用，使气机
畅通而热毒得以消散，如普济消毒饮、仙方活命饮等方
剂中均配伍陈皮理气而疏通热毒壅滞、利于热毒消散。

3. 清营凉血法

清营凉血法具有清营透热、凉血散瘀、清热解毒的
作用，适用于邪热传入营血分，已有动血及热毒炽盛的
表现。清营凉血常用药物有水牛角、生地黄、玄参、赤
芍、羚羊角等。由于营分邪热多由气分传变而来，故组
方时常配伍金银花、连翘、竹叶等以达透热转气之功。
邪热入血分，多有迫血、动血而出血、发斑之象，且络
伤血溢易留瘀，热与血结亦可成瘀，故常配伍凉血散瘀
之牡丹皮、赤芍等，如清营汤中配伍丹参，犀角地黄汤
中配伍牡丹皮、赤芍。代表方剂：清营有清营汤、神犀
丹，凉血有犀角地黄汤、紫雪等。临证以清心营、凉营、
凉血为主法，多选水牛角、赤芍、羚羊角等咸寒清营药
物，或玄参、生地黄、麦冬等甘寒凉血养阴药物为主，
并在治疗时宜清化，而不宜提透。根据病情可酌情配以

清气分热法，其目的在于"透热转气"，用轻清透气、宣畅气机、清热解毒之品，以开营热外达之路，透邪外达，使营热透转气分，转出气分而解。其配伍如叶天士所言"入营犹可透热转气"，如清营汤、化斑汤等方配伍清气分热药物，常用轻清宣透、轻宣透泄之品，如金银花、连翘、竹叶之类。在运用清营凉血法时，亦可佐用利法药物，其目的在于"因势利导"，以导营血之邪热从小便而出，如牛黄清心丸之用栀子，凉营清气汤之用栀子、竹叶，凉营汤之用竹叶，清热消毒散之用栀子，《寿世保元》之犀角解毒汤用栀子，犀角散用茵陈蒿、栀子等。同时，可根据病情配以活血化瘀法，如叶天士所云，入血就恐耗血动血，直须凉血散血，一般选用既活血祛瘀，又凉血之赤芍、丹参、红花、桃仁等品，如芍药地黄汤、清营汤、神犀丹等均为此类。他如紫草散之用紫草、钩藤，以治疗热入血分之斑疹。

4. 清热祛暑法

清热祛暑法适用于暑类疾病，暑多夹湿，祛暑常用药物有金银花、连翘等辛寒清热之品，芦根、香薷、竹叶心、鲜荷叶、扁豆花、西瓜翠衣、佩兰等祛暑之品为主。代表方剂有香薷饮、新加香薷饮等。其以祛暑药物为主，根据感邪轻重、兼夹不同，常配伍清气分热、化湿利湿、养阴生津、汗法等。祛暑法配伍清气法，其目的在于清热涤暑、清解气分，而且有截断病邪传变之意，常选知母、石膏、青黛之类，大多清暑剂皆配以清气法，如《黄帝素问宣明论方》之桂苓甘露饮用石膏、寒水石，《温热经纬》之清暑益气汤用黄连，黄连涤暑汤之用黄连、黄芩、连翘等，均体现了祛暑方剂配以清气法的重要意义。在运用祛暑法时常配伍应用利法药物，其目的在于，其一暑邪伤人每兼夹外湿，祛暑方剂与利法合用，以利湿；其二利法是祛暑外出的方法和途径之一。王纶在《明医杂著》"续医论"中提出"治暑之法，清心利小便最好"，《温热经纬》有"暑是火邪，心为火脏，邪易入之，故治中暑者，必以清心之药为君"之论。基于心与小肠相表里，清心之法多为利法，如《黄帝素问宣明论方》桂苓甘露饮之用六一散、五苓散，《时病论》清凉涤暑法之用滑石、泽泻、车前子，《症因脉治》十味香薷饮之用茯苓等，均体现了祛暑方剂配以利法的重要意义，正如喻嘉言在《医门法律》"热湿暑三气门"中论述的"凡治中暑病，不兼治其湿者，医之过也"。清热祛暑法在用药时注重透泄，如在用药时常用西瓜翠衣、鲜扁豆花、鲜荷叶、淡竹叶、金银花等以助清暑透热。

5. 清热祛湿法

清热祛湿法适用于湿热俱盛，或湿从热化之证，常用药物有茵陈蒿、栀子、黄连、黄柏、连翘、滑石、薏苡仁、藿香、金钱草、大黄等。代表方剂有茵陈蒿汤、甘露消毒丹、八正散、黄芩滑石汤、王氏连朴饮等。湿为阴邪、热为阳邪，二者相合为患，其治疗宜宗《温病条辨》之"徒清热则湿不退，徒祛湿则热愈炽"。对于湿重于热之证，以利湿法为主，清热法为辅，如三仁汤之用竹叶、滑石、通草、薏苡仁、白蔻仁等；加味平胃散之用苍术、白术，用分利法、运脾法、消食导滞法、行气法祛其肠内壅滞，其一利于脾胃升降功能恢复正常，其二从前后分利湿热。对于湿、热同重之证，当化湿与清热并重，如黄芩滑石汤之用茯苓皮、白蔻仁、滑石、通草、猪苓，以及黄芩；《温病条辨》之宣清导浊汤用猪苓、茯苓、寒水石；他如王氏连朴饮、二妙散等。对于热重于湿之证，以清热为主、利湿为辅，如《霍乱论》之王氏连朴饮用黄连、栀子，他如加味解毒散、黄连解毒汤等。

6. 清脏腑热

根据邪热所在脏腑及其证候不同，按药物归经选用不同的药物治疗，并注意各种治疗方法的综合运用。

（1）清心热的配伍思路

清心热的配伍思路是以清心热为核心的多种治法的综合运用。在立法选药组方时，以苦寒入心或甘寒入心之清心泻火法、药为主，以直折其热，常用黄连、莲子心、水牛角等，如泻心汤之用黄芩、黄连，清心莲子饮之用黄芩等。在直清心火时除选用直清之清法外，亦应重视凉营清心法相关药物的应用，导赤散、加味导赤散、泻心导赤散、黄连汤、黄连清心饮之配伍生地黄，清心莲子饮之用石莲子等，皆此配伍方法。其清心热的方法除选用直清之清法外，尚可灵活选用分利法、汗法、下法等，导心热从二便、肌表外出，以达到清心经邪热、导心火之治疗目的。清心法、方剂配伍分利法，一般选用淡渗分利、利水通淋之车前子、木通、滑石、竹叶、灯心等，导心热、心火、心经邪热及心经下移之热从小便而出，达到清心之目的，利法系清心经热的方法和途径之一。如导赤散之用木通、甘草梢，加味导赤散之用木通、栀子、竹叶，清心莲子饮之用车前子、白茯苓等，以及黑龙江中医药大学附属医院协定处方泻心导赤散在直清之黄连、凉营之生地黄的基础上，辅以淡渗分利之木通、竹叶，以清心除烦、利尿通淋。清心法方剂中佐以滋阴药物，如导赤散之用生地黄，清心莲子饮之用麦冬，《伤寒六书》之导赤各半汤用麦冬、知母，《万病回春》之黄连汤用生地黄、麦冬、当归等。在运用清心法时，亦可以配以宁心安神药物，其目的在于增强清心之力，如清心莲子饮之用莲肉，黄连清心饮之用茯神、酸枣仁、远志、石莲肉，导赤各半汤之用茯神，导赤清心汤之用茯神、朱砂等；尚可配以凉营之法以清心火，如导赤承气汤之用赤芍、生地黄等。在运用清心法时，可佐用汗法，其目的在于导心火、内郁之火外散，如加味导赤散之用防风、薄荷之类；亦可根据病情酌情选用下法及其药物，目的在于导心火从后阴而出，如泻心汤之配伍大黄，导赤承气汤之用生大黄、芒硝等。此外，古人尚根据暑温的病理特点及心与小肠相表里的生理特点提出"暑气通于心"之论，王纶的《明医杂著》认为，治暑之法，清心利小便为最好，这也是清心法之具体应用。

（2）清肺热的配伍思路

本法是以清肺经邪热为核心的多种治法的综合运用。清肺经热在立法选药组方时，一般以黄芩、桑白皮、生石膏等清肺泻火法相关药物，以及金银花、连翘、蒲公英、金荞麦等清热解毒法相关药物为主，代表方剂有泻白散、加味泻白散、桑白皮汤、麻黄杏仁甘草石膏汤等。其清肺热的方法除直清外，尚可用分利法、下法、汗法等。在清肺方中佐以下法，其目的在于开达肺热下行之路，《温热经纬》中有"移其邪由腑出，正是病之去路"之论，如清肺解毒汤、宣白承气汤之用大黄，陷胸承气汤之用大黄、风化硝等。在清肺方中佐以下气法，其目的在于缓下肺热、痰浊，导肺热下行，如清气化痰汤之用枳实、瓜蒌仁，葶苈大枣泻肺汤之主用葶苈子等。在清肺方中佐以汗法，其目的在于清宣肺热，利于肺经邪热的透泄外达，如《症因脉治》之栀连清肺饮、《仁端录痘疹》之黄芩汤用薄荷，《万病回春》之黄芩汤用薄荷、荆芥，加味泻白散之用薄荷，三黄石膏汤之用麻黄、淡豆豉、生姜等。在清肺方中佐以利法，其目的在于导肺热从小便而出，如清宁散之用赤茯苓、车前子，三黄石膏汤之用栀子，清气化痰汤之用茯苓，清金化痰汤之用茯苓、山栀子等。清肺热法以肺有邪热伏火为主要机制，邪热壅肺，或肺热炽盛，可灼津炼液为痰，邪、热、痰滞着于气道、肺，相互影响，形成诸多病理变化。因此，在清泻肺经邪热时，除选用各种清泻肺热的方法外，亦应注意与宣肺、肃肺、化痰、祛瘀、平喘等诸法的配伍应用，以及注重调理与肺有关脏腑的功能，以适应临证治疗的需要。

（3）清肝热的配伍思路

本法是以清肝热为核心的多种治法的综合运用。清肝经热在立法选药组方时，常用龙胆草、夏枯草、黄连、青黛、羚羊角、芦荟等苦寒直折之清肝泻火法相关药物为主，代表方剂有泻青丸、龙胆泻肝汤等。如龙胆泻肝汤之主用龙胆草、黄芩，当归龙荟汤之主用龙胆草、黄芩、芦荟、青黛、黄连、黄柏，泻青丸之主用龙胆草等。

火热证治发微

其清肝、泄肝经邪热的方法与措施，除直清外，亦可灵活应用分利法、下法、汗法等，导肝热外出，以达清肝之目的。在清肝法方中配以利法药物，取其淡渗分利利湿之功，导肝之邪热从小便而出，是清泻肝热的重要方法之一。如龙胆泻肝汤之用栀子、木通、泽泻，泻青丸、清肝达郁汤、当归龙荟汤之用栀子，柴胡清肝散之用栀子、灯心草、竹叶，清热止带汤之用茯苓、苍术，以及现代清胆泻火汤之用栀子、茵陈蒿，金胆片之用金钱草等皆此配伍思想。在清肝法方中配以汗法药物，一般临证常选具有疏肝作用的汗法药物，其目的在于疏散肝经郁热、疏散里热，有"木郁发之""木郁达之"之意，是取《素问·脏气法时论》"肝欲散，急食辛以散之"之理，临床用方常在清肝方中佐用疏散之品。疏散之法分两类，一类为辛散之汗法，如用羌活、防风、薄荷等，一类为疏肝散郁之汗法、理气法，如用柴胡、薄荷、麦芽等疏肝之类药物，泻青丸之配用羌活、防风，清肝达郁汤之配用薄荷、柴胡，龙胆泻肝汤之配用柴胡等。在清肝法方中配以下法药物，以泻代清，除能加强清热之力外，亦有导肝热从后阴而出，给邪热以出路之重要意义。如泻青丸、茵陈蒿汤、当归龙荟汤之用大黄，以及现代清胆泻火汤之用大黄、芒硝，胰胆炎合剂之用大黄等皆此配伍思想。在清泻肝经邪热时，除选用各类清肝、泻肝的方法与措施外，尚应注重病机学、对症治疗的方法与措施，达到标本兼顾之效。

（4）清脾胃热的配伍思路

本法是以清脾热为核心的多种治法的综合运用。清泻脾胃热在立法选药组方时，常用生石膏、黄连等直清之清法相关药物为主，以直折其脾胃之火，如清胃散之主用黄连，泻黄散、玉女煎之主用生石膏，连附六一汤之主用黄连等，代表方剂有清热泻脾散、泻黄散、清胃散等，现代溃疡宁胶囊等方剂的配伍皆此思想。其清泻脾胃热的方法除采用直清之清法外，尚可灵活应用分利法、下法、汗法等，导脾胃之热从二便外出，或从肌表外散。泄脾胃热法方中配以利法药物，以其淡渗分利、通利小便的方法，导脾胃邪热从小便而出，达到清泻脾胃积热、邪热之目的，如泻黄散之配伍山栀子仁，清热泻脾散之配伍栀子、赤茯苓，玉女煎之配伍牛膝等诸多方剂皆辅以利法以清泻脾热、胃热，导热外出。在清泻脾胃积热时亦可配以汗法药物，常选防风、藿香叶、葛根、薄荷等具有辛香升散作用的汗法药物，其目的在于通过辛散发散脾胃之郁热伏火，有"火郁发之"之理，正如费伯雄《医方论》所云"有风药以散伏火"，如泻黄散之用防风、藿香叶，《万病回春》之泻胃汤用薄荷、防风、荆芥，《脾胃论》之清胃散用升麻，连附六一汤之用生姜等，历代诸多清泻脾胃积热的方剂皆辅以汗法。佐用引热下行之药，如《景岳全书》玉女煎之用牛膝，其作用正如张锡纯在《医学衷中参西录》中云："盖此等证，皆因其气血随火热上升所致，重用牛膝引其气血下行，并能引其浮越之火下行，是以能愈也。"

7. 清法在出疹性疾病中的应用

在治疗出疹性疾病时取其透邪透疹作用，除选用汗法透邪透疹、活血化瘀透疹之法外，亦可灵活应用活血凉血、凉营之活血化瘀、清法，既能消散血分瘀滞，又可凉营透疹、凉血透疹、清解血络热毒，具有促进热毒向外透发、透疹与消斑的作用。通过清法中的凉营、凉血作用达到透疹、消斑之目的，是透疹的主要措施与方法之一。在治疗出疹性疾病时主以汗法，辅以清法透疹，如升麻葛根汤主以升麻、葛根等汗法药物，佐以赤芍凉营透疹、活血行血，成为解肌透疹的代表方剂；柴葛解肌汤主以柴胡、葛根等汗法药物，佐以赤芍凉营活血透疹，《伤寒六书》之柴葛解肌汤又配以羌活、白芷加强升散之力，《医学心悟》之柴葛解肌汤又配以知母、生地黄加强清热凉营之力，又加牡丹皮增其凉营活血之力。如周凤梧在《实用方剂学》中分析升麻葛根汤时云："方中芍药当用赤芍，赤芍苦而微寒，并入血分，清热凉血之中有活血作用，以清解血络热毒，而白芍酸敛，不利于

麻疹的透发，故不宜配伍白芍。"在治疗此类疾病中主以
汗法，特别是辛凉汗法，以达祛邪、透疹之目的，常根
据病情及治疗需要灵活配以凉营凉血之清法、通络之活
血法，以辅助汗法透疹，达到预期的治疗目的，用以治
疗风温肺热发疹、麻疹、奶麻、风痧、丹痧、水痘、手
足口病等出疹性疾病，并可辅以祛风、除湿、燥湿、息
风诸法以助透疹，并能达到止痒之目的。在治疗出疹性
疾病时或主以清法，辅以汗法，如治疗风温肺热发疹之
银翘散去荆芥豆豉加大青叶生地倍玄参方，即以清法为
主，以透邪、透疹。另外，主以清法透疹、消斑，特别
是应用凉血凉营、活血以消斑，如犀角地黄汤类方、化
斑汤、化斑解毒汤等诸多方剂皆以清营凉血、活血散瘀
之清法药物为主，以达透邪、透疹、消斑之作用。对于
邪入营血、营炽血热之发疹、发斑，主以凉血凉营之清
法、通络凉血之活血法，辅以汗法、息风法、除湿法，
以达透疹、消斑之治疗目的。

六、清法的用药时机、法度及注意事项

清法以"热者寒之""温者清之"为立法依据，应用
清法时须掌握好用药时机、法度、配伍、时间，因此，
临床在具体运用清法时应注意以下八个方面的问题：

一是准确把握清法的适应证，只要邪热炽盛，无论

在表在里，应及时主以、佐以、辅以清法，明确清法的用药时机，一般在表证已解、热已入里，里热虽盛但无腑实的情况下使用清法，即清法适用于无形邪热。如邪热在表，应以汗法为主，佐用清法，以防引邪入里；若里热成实，形成有形热结、腑实、瘀热、痰热，则当用下法，以下法为主，辅以、佐以清法；若表邪未解，热已入里，又当表里双解。

二是要注意辨别热证的病位、阶段、程度、性质，分清主次，把握好用药法度、时间及配伍，灵活应用清热解毒法、清气解毒法、清热凉营法、清热祛暑法、清热除湿法、清热养阴法等。由于热证尚有气分、营分、血分之异，实热、虚热之分，脏腑偏盛之殊，应按邪热之在表、在里，属气、属血，入脏、入腑等，分别选方立法用药。如热在气而治血则将引邪深入，热在血而治气则血热难平。邪盛初期邪气初盛、正气少耗，则用药宜轻，邪盛极期邪气鸱张或化毒，邪（外感、内生）可客脏腑，可客气、营、血，则用药宜重，根据邪正消长情况而定用药法度、时间、程度，并重视"因势利导"及驱邪外出的途径与方法，一般宜清而散之，或宜清而泻之，或宜清而利之。

三是应把握好用法时机。清法系据《素问·至真要大论》"温者清之""治热以寒"而立，灵活应用入气达营至血之清法，以直折邪毒、亢阳，在消除实热、灭火救水的基础上力挫邪势，迅速控制病情，阻滞病情进展，防传截变。对于邪盛期邪热炽盛者，主以清法，或与下法配伍应用；邪减期尚需根据具体病情辅以清法；对于内伤病证里热炽盛者亦应以清法为主。

四是应随证应变、不失法度。证有气分、血分之异，实热、虚热之分，脏腑偏盛之殊，药有辛凉、寒凉、苦寒、咸寒之分，方有清气、清营、凉血、清脏腑热、清阴分热等不同，法有清气、凉营、凉血、散热、清肺、清心、清胃、清脾、清肝等异，而在临床多种证候错杂互见，故在辨证论治时既要不失法度，又应随证应变，并应重视各种方法的综合应用，法在巧用、顾本治因。如《医学心悟》之"论清法"中有"湿热之火，则或散或渗，或下而清之；燥热之火，则润而清之；风寒闭火，散之清之；伤食积热，则消而清之"之论。

五是要注意辨别热证真假、虚实，如对于阴虚火旺、阴虚内热之证，须用甘寒滋阴之补法，以达"壮水之主以制阳光"之效，不可纯用苦寒之清法。

六是要注意护胃、保津，清法所用之药均为寒凝性质之品，易伤脾胃功能、阴津，以及肾、心、脾胃之阳气，故清法应用时要把握用药时间，不可久用，必要时可配合健脾益胃、养津之品。

　　七是尚应注重反佐法的应用。清法在选药组方时应根据病情的需要配伍少量热药，或采用凉药热服的方法，意在消除寒热格拒之现象，此即《素问·五常政大论》"治热以寒，温而行之"的反佐法。

　　八是把握好清法的用药法度，中病即止，因寒凉之品易伤脾胃、耗伤阴津，因此，应用时应避免过用，尤其对于素体阳虚、阴虚者，更应谨慎使用。应用此法时，须分清表里寒热，勿见热退热，辨别邪热客犯的病位及病势，采取针对性的治疗方法与措施。清法的禁忌证，总的来说主要是寒证、虚证（虚寒），以及真寒假热之证。

七、清法的应用思考

　　清法作为八法之一，为临床常用的治疗方法，是中医治法学的重要内容，在中医治疗学中具有重要的作用与意义。中华人民共和国成立以后对清法及清法方药的临床应用与现代研究相当广泛、深入。现代实验研究表明，清法方药具有广泛的药理活性，其中对该法的清热、解毒、泻火、凉血等功效，以及抗病原微生物、抗细菌毒素、抗炎等药理作用的相关性有较明确、深入的研究，与调节免疫功能、抗肿瘤、改善血凝及微循环功能的相关性也有较多研究。

清法主要作用于三焦、气营血、脏腑、经络等，清法对于疾病治疗既有病因学、病机学意义，又有对症治疗意义。

清法系通过直清的方法与手段，直拔病灶，达到祛除热邪、祛除暑邪、清宣透热、清气分热、清热泻火、清热解毒、清营凉血、清脏腑热等治疗作用，迅速驱除热毒，减少或阻止火热邪毒对脏腑、三焦、气营血的直接客阻或伤害，并通过祛除邪热、毒热而避免津液、营血的进一步耗伤，起到保阴、保营、止血、除烦作用，利于正气的恢复，利于正气驱邪外出。

临床上除需辨别寒热之真假、热之虚实外，更应辨清病位，因势利导，使邪有出路，并重视配伍汗法、下法、利法等其他祛邪的方法；清而兼散、清而兼泻，如葱豉白虎汤之葱白、豆豉，清营汤之金银花、连翘、竹叶，羚角钩藤汤之桑叶、菊花，以及承气汤类方剂。通过清法的直清作用而收祛邪、降火、败毒、清心导赤、清心凉营、清泻肺热、清肺泻肠、清胃泄热、清脾泄热、清肝泻火、清泻胆热、清泻膈热、清泻相火、清泻肠热、调整脏腑功能、宣肺、调经、凉血、凉营、透疹、理气、降火、行滞、和胃降逆、保阴等病因、病机学治疗作用与意义；通过清法的直清作用而收退热、泄热、透热、开窍、止痢、退黄、止带、止血、止咳、化痰、安胎、化斑、止痛、安神、止泻、止呕、消肿、止渴、养阴、宣痹、平喘、化瘀、除蒸等对症之效。

由于里热证的病位、性质、邪正消长，以及兼夹病邪之不同，清气分热、清营凉血、清热解毒、清脏腑热、清虚热等各类清热法方剂在配伍方法与规律上有着明显的区别，已探讨出各类具体治法的配伍理论与配伍方法，今后应在区别主治病证、病位、层次、性质等主次轻重的基础上，结合下法、汗法、利法、化湿法、补益法、理血法、理气法、息风法、开窍法等有关治法，加以综合研究与应用，明确清法的配伍思路与临证遣法组方技巧。

目前，对清法的动物实验研究逐年增多，已有研究证实，清法药物、方剂具有抑制病菌、抗病毒、抗细菌毒素等作用，其实验结果为临床治疗提供了科学的佐证，如黄连、黄柏、秦皮、地锦草、甘草合剂、黄连解毒汤可降低金黄色葡萄球菌溶血毒素，为这类药物治疗疔痈及肺痈等病提供了临床应用参考依据。

第十章　火热证的临床常用中药

一、清热泻火药

凡以清泻火热为主要作用的药物，称为清热泻火药。清热泻火药性味以苦寒、甘寒为主，多归肺、胃、肝经。

本类药物临床多用于温病气分实热证，见高热口渴、汗出、烦躁、舌红苔黄，或神昏谵语、脉象洪大等。临证可根据药物归经不同分别选择用于肺热、胃热、肝火、心火及暑热等多种实热证，还可根据不同兼证进行相应的配伍，若体虚兼有火热证候的患者使用本类药物，应适当配伍扶正药物同用。

1. 石膏

性味归经：辛、甘，大寒。归肺、胃经。

功效：清热泻火，除烦止渴，收敛生肌。

临床应用：

（1）用于壮热烦渴。石膏辛甘大寒，辛以发散透热，寒以清热泻火。治疗温病高热、烦渴、汗出、脉洪大的气分实热证，常配知母相须为用，增强清热泻火之力；若温病邪渐入血、气血两燔，则配生地黄、牡丹皮等同用，以两清气血。

（2）用于肺热喘咳。石膏辛寒而归肺经，为清泻肺热之要药。治疗肺热咳喘、胸闷、痰稠，或有发热口渴，常配麻黄、杏仁等，以清热平喘。

（3）用于胃火上炎之头痛、牙龈肿痛，或口疮、烦渴者。石膏入胃经而清泻胃火，常配升麻、黄连等。

（4）用于疮疡久溃不敛、湿疹、水火烫伤。石膏经煅后清热又兼收湿、敛疮生肌，常配黄柏、青黛等研粉外用。

用量用法：煎服，15～60g，宜打碎先煎；或入丸、散。内服宜生用；外用宜火煅，研末撒；或调敷。

使用注意：脾胃虚寒及血虚、阴虚发热者忌用。

2. 知母

性味归经：苦、甘，寒。归肺、胃、肾经。

功效：清热泻火，生津润燥。

临床应用：

（1）用于热病烦渴。知母甘寒质润，善清气分实热，除烦止渴。治疗温病壮热、汗出、烦渴、脉洪大等气分实热证，常配石膏相须为用。

（2）用于肺热咳嗽或阴虚燥咳。其归肺经而清热泻火，甘寒滋阴而润肺燥。治疗肺热咳嗽，痰多黄稠，常配浙贝母同用，以清肺化痰；若治阴虚燥咳，干咳少痰，咽干，配川贝母、麦冬等同用。

（3）用于阴虚内热。知母滋阴以清虚热。治疗肾阴虚火旺，见骨蒸潮热、盗汗、心烦失眠者，常与熟地黄、黄柏配伍，以滋阴降火。

（4）用于内热消渴，肠燥便秘。知母甘寒质润，滋肺胃之阴，生津而止渴。治疗胃阴虚致口渴欲饮，常配天花粉、葛根，以生津止渴，如玉液汤；若治胃津不足，不能下润于肠道的便秘，常配生首乌、当归、麻仁等同用，以润肠通便。

用法用量：煎服，6～12g。清热泻火宜生用；滋阴降火宜盐水炙用。

使用注意：脾虚便溏者不宜用。

3. 芦根

性味归经：甘，寒。归肺、胃经。

功效：清热生津，除烦，止呕，利尿。

临床应用：

（1）用于热病烦渴。芦根甘寒质轻，归肺、胃经，清肺胃实热而生津除烦止渴。本品清热不伤阴，生津不恋邪。治疗热病伤津，烦热口渴，或舌燥少津，常配天花粉、麦冬等同用。

（2）用于胃热呕哕。本品清胃热而降逆止呕，常配竹茹、姜汁等同用。

（3）用于肺热咳嗽，肺痈吐脓。本品上入肺经，寒清肺热，能祛痰排脓。治疗肺热咳嗽，咳痰黄稠，或有胸闷、发热，常配瓜蒌、贝母、黄芩等；若治外感风热，发热咳嗽，多配桑叶、菊花、桔梗等同用；若治肺痈吐脓、发热、胸痛，又常配薏苡仁、冬瓜仁等，以增强清热排脓之效。

用法用量：煎服，15~30g；鲜品30~60g，或捣汁用。鲜芦根清热生津、利尿之效更佳。

使用注意：脾胃虚寒者忌服。

4. 天花粉

性味归经：甘、微苦，微寒。归肺、胃经。

功效：清热生津，消肿排脓。

临床应用：

（1）用于热病口渴、消渴。天花粉甘寒，善清热而养胃阴，有生津止渴之效。治疗热病津伤，口渴烦躁，常配芦根、麦冬等同用；治疗阴虚内热，消渴多饮，常配葛根、山药等。

（2）用于肺热燥咳。本品能清肺热而润肺燥。治疗燥热伤肺，干咳少痰，或痰中带血，常配天冬、生地黄等同用。

（3）用于疮疡肿毒。本品清热解毒，兼消肿排脓。治疗热毒炽盛，痈肿疼痛，未溃者使其消散，已溃者促其排脓，常配金银花、白芷、穿山甲（现用代用品）等内服；或配黄柏、大黄等外敷。

用法用量：煎服，9~15g，外用适量。

使用注意：脾胃虚寒便溏者及孕妇忌服，不宜与乌头类药材同用。

5. 淡竹叶

性味归经：甘、淡，寒。归心、胃、小肠经。

功效：清热除烦，利尿。

临床应用：

（1）用于热病烦渴。淡竹叶甘寒，能清心胃之热而除烦止渴。治疗热病津伤，心烦口渴，常配石膏、芦根等同用。

（2）用于口疮尿赤，水肿，黄疸。本品甘淡渗利，导心与小肠之火下行而通利小便。治疗心火炽盛，口舌生疮或小便赤涩淋痛，配伍滑石、白茅根、灯心草等；若治水肿尿少，配伍泽泻、益母草等；若治黄疸尿赤，配伍茵陈、黄芩、栀子等。

用法用量：煎服，6~12g，鲜品加倍。

使用注意：无实火、湿热者慎服；体虚有寒者禁服。

6. 栀子

性味归经：苦，寒。归心、肺、三焦经。

功效：泻火除烦，清热利尿，凉血解毒；外用消肿止痛。

临床应用：

（1）用于热病烦躁。栀子苦寒清降，入心经，有清心除烦之效。治疗温热病、邪热客心、心烦郁闷、躁扰不眠等，配淡豆豉同用，以清热解郁除烦；若治火毒炽盛，见高热烦躁、神昏谵语者，又常配黄芩、黄连、黄柏等同用，直折火热上炎之势。

（2）用于湿热黄疸。栀子苦寒能清利肝胆湿热。治疗肝胆湿热郁结所致黄疸、发热、小便短赤等，常配茵陈、大黄同用；若治下焦湿热所致小便灼热，淋沥滞涩不畅，配木通、滑石等同用，以泄热通淋。

（3）用于血热吐血、衄血。栀子清热凉血之功可达止血之效。治疗血热妄行的吐血、衄血、尿血等，常配白茅根、生地黄、黄芩等同用。

（4）用于疮疡肿毒，跌打损伤。本品凉血解毒，消肿止痛。治疗热毒疮疡痈肿疼痛，常配银花、连翘、蒲公英等。若治跌打损伤肿痛，可单用研末外敷；或配红花、丹参等同用。

用法用量：煎服，6～9g。外用生品适量，研末调敷。

生用泻火为主；炒炭止血。

使用注意：脾虚便溏、胃寒作痛者慎服。

7. 夏枯草

性味归经：辛、苦，寒。归肝、胆经。

功效：清肝，明目，散结，消肿。

临床应用：

（1）用于肝火上炎。夏枯草辛散苦泄，性寒清热，主入肝胆经，长于清泻肝胆郁火，平降肝阳，为清肝火之要药。治疗肝火上炎的目赤肿痛、头痛眩晕，常配菊花、决明子等同用；亦治肝阴不足，目珠夜痛，常配当归、枸杞子等同用。

（2）用于瘰疬、瘿瘤。夏枯草辛行苦降，入肝经，既清肝热，又行气散结。治疗痰火凝聚，结于颈项而致瘰疬、瘿瘤，配浙贝母、玄参、牡蛎；或配海蛤壳、昆布、海藻等同用。

用法用量：煎服，9~15g，最大量至60g；或熬膏服。外用适量。

使用注意：脾胃虚弱者慎用。

8. 决明子

性味归经：甘、苦、咸，微寒。归肝、大肠经。

功效：清肝明目，润肠通便。

临床应用：

（1）用于目赤目暗。决明子苦寒泄热，甘咸益阴，归肝经，既能清肝泄热，又益肝明目，虚实目疾均可应用。治疗肝火上扰，目赤涩痛，羞明多泪，常配栀子、夏枯草等同用；若治风热上攻，头痛目赤，常配桑叶、菊花、青葙子等同用；若治肝肾精血亏虚，不能上养而致头痛眩晕、目暗不明，常配枸杞子、沙苑子等同用。

（2）用于肠燥便秘。本品寒凉滑润，入大肠经，有清热润肠通便之功。治疗肠燥内热，大便秘结，单用泡茶饮，或配火麻仁、瓜蒌仁等同用。

用法用量：煎服，9～15g，外用适量。通便不宜久煎。

二、清热凉血药

凡以清解血分之热为主要作用的药物，称清热凉血药。

本类药物多为咸寒之品，咸入血分，寒能清热，多归肝、心经。有清解营分、血分热邪的作用，主要适用于温病营分证、血分证等。如温病热入营分，热灼营阴，心神被扰，见身热夜甚、心烦不寐、舌绛、脉细数，甚则神昏谵语、斑疹隐隐；若邪陷心包，见神昏谵语、舌謇肢厥、舌质红绛；热入血分，则迫血妄行，或心神扰乱，见舌色深绛、吐血衄血、尿血便血、斑疹紫暗、躁扰不安，甚或昏狂，亦可用于其他疾病引起的血热出血证。本类药物中的生地黄、玄参等既能清热凉血，又能滋养被热邪所伤之阴液，标本兼顾。若治疗温病气血两燔，可与清热泻火药同用，使气血两清。

1. 水牛角

性味归经：苦，寒。归心、肝经。

功效：清热解毒，凉血，定惊。

临床应用：

（1）用于温病热入营血，高热惊厥、烦躁口渴、神昏谵语，或见斑疹吐衄。水牛角苦寒，专入心、肝经，走血分，善清心肝之火而有凉血解毒之功，常配玄参、生地黄等同用。

（2）用于血热妄行所致的吐血、衄血。常配生地黄、牡丹皮等，以凉血止血。

（3）用于小儿惊风。常配全蝎、钩藤等，以达息风止痉之效。

用法用量：煎服，15～30g，锉碎，宜先煎3小时以上；亦可锉末冲服。

使用注意：脾胃虚寒者不宜用。

2. 地黄

性味归经：甘，寒。归心、肝、肾经。

功效：清热凉血，养阴，生津。

临床应用：

（1）用于热入营血，口干舌绛。地黄质润清热，入营血分，甘寒养阴，故为凉血滋阴要药，凡温病营血分实热及阴津不足，均为常用。治疗温病热入营血，壮热神昏、口干舌绛，常配玄参同用；若治热病后期，余热未尽而阴液已伤的夜热早凉、舌红脉数，常配鳖甲、青蒿、知母等同用。

（2）用于血热妄行，斑疹吐衄。本品清热凉血又有止血之效，鲜品更佳。治疗血热吐衄、尿血、崩漏等，常配鲜荷叶、生艾叶、生侧柏叶同用；若治血热毒盛，斑疹紫黑，或有吐衄、便血，常配玄参、赤芍、牡丹皮等同用。

（3）用于津伤口渴，内热消渴。本品甘寒养阴，生津止渴。治疗热病伤津，口渴、舌红少津，配沙参、麦冬等同用；若治内热消渴，多饮，常配葛根、天花粉、麦冬等；若治热伤阴液，肠燥便秘，常配玄参、麦冬等。

用法用量：煎服，9～15g，鲜品12～30g，或以鲜品捣汁入药。鲜生地清热生津、凉血止血之力较强。

使用注意：脾虚湿滞、腹满便溏者不宜用。

3. 玄参

性味归经：甘、苦、咸，微寒。归肺、胃、肾经。

功效：凉血滋阴，泻火解毒。

临床应用：

（1）用于温邪入营，内陷心包，温毒发斑，津伤便秘。玄参苦寒清降，甘寒质润，清热凉血，兼滋阴降火。治疗温病热入营血，身热口渴、舌绛脉数，常配生地黄、连翘等同用；若治温病邪陷心包，神昏谵语，则配连翘心、麦冬等；若治温病气血两燔，斑疹出血，常配石膏、知母、生地黄同用；若治热病伤津，肠燥便秘，常配麦冬、生地黄同用。

（2）用于咽喉肿痛，瘰疬痰核，痈肿疮毒。本品苦解热毒，咸味软坚，能解毒散结。治疗外感瘟毒壅于上的咽喉肿痛、大头瘟，常配薄荷、板蓝根、连翘等同用；若治阴虚火旺所致的咽喉肿痛，则配生地黄、甘草、麦冬等；若治瘰疬痰核，常配贝母、牡蛎等；若治疮疡肿毒，常配连翘、金银花、紫花地丁等；治疗脱疽，配当归、甘草等。

（3）玄参有滋阴润燥之效，配百合、麦冬、川贝等，可治肺阴虚咯血；配地骨皮、银柴胡、牡丹皮，可治骨蒸劳热；配麦冬、五味子、枸杞子，还可治内热消渴。

用法用量：煎服，9~15g。

使用注意：脾胃虚寒、食少便溏者不宜服用，不宜与藜芦同用。

4. 牡丹皮

性味归经：苦、辛，微寒。归心、肝、肾经。

功效：清热凉血，活血化瘀。

临床应用：

（1）用于斑疹吐衄。牡丹皮微寒，能清营血分实热，有凉血止血之功。治疗温病热入血分的斑疹吐衄，常配赤芍、生地黄同用。

（2）用于温邪伤阴，阴虚发热。本品辛寒，善于清透阴分伏热。治疗温病后期，邪伏阴分所致的夜热早凉，常配青蒿、鳖甲、白薇等同用。

（3）用于血滞经闭，痛经，癥瘕，跌打损伤。本品辛味，能活血化瘀。治疗血滞经闭、痛经，常配桂枝、桃仁、红花等同用；若治瘀血癥块，常配当归、五灵脂、赤芍等；治疗跌打损伤，瘀血肿痛，则配桃仁、乳香、没药等，以活血疗伤。

（4）用于痈肿疮毒，肠痈腹痛。本品苦寒，清热凉血，散瘀消痈。治疗火毒炽盛，痈肿疮毒，常配金银花、连翘、蒲公英等；若治肠痈初起，少腹疼痛拒按，常配大黄、芒硝、桃仁等。

用法用量：煎服，6～12g。清热凉血宜生用；活血化瘀宜酒炙；止血宜炒炭用。

使用注意：血虚有寒、月经过多者及孕妇不宜服用。

5. 赤芍

性味归经：苦，微寒。归肝经。

功效：清热凉血，散瘀止痛。

临床应用：

（1）用于热入营血，斑疹吐衄。赤芍味苦降泄行瘀，性寒清热，主入肝经走血分，能清泻肝火，具清热凉血、散瘀止痛之功。治疗温病热入营血，斑疹、吐衄，常配牡丹皮、生地黄等。

（2）用于经闭癥瘕，跌打损伤，痈肿疮毒。本品苦降，有活血通经、散瘀消癥、行滞止痛之效。治疗血瘀经闭、痛经，常配红花、桃仁、丹参；若治血瘀癥瘕腹痛，常配三棱、莪术等；若治跌打损伤、瘀血肿痛，配乳香、没药、血竭等；治疗热毒痈肿疮疡，则配金银花、连翘、栀子等。

（3）用于目赤翳障。本品入肝经能清泻肝火，常配菊花、木贼、夏枯草等。

用法用量：煎服，6~12g。

使用注意：血寒经闭及痈疽已溃者慎用。不宜与藜芦同用。

6. 紫草

性味归经：甘、咸，寒。归心、肝经。

功效：凉血，活血，解毒透疹。

临床应用：

（1）用于斑疹紫黑，麻疹不透。紫草咸寒，入心肝血分，有凉血活血、解毒透疹的作用。治疗温病发斑、血热毒盛所致的斑疹紫黑，常配牡丹皮、赤芍、大青叶等；若治麻疹紫暗，透发不畅，常配赤芍、蝉蜕等；若治血热妄行所致的吐血、衄血、尿血，常配大蓟、生地黄等同用。

（2）用于痈疽疮疡，湿疹阴痒，水火烫伤。本品具凉血解毒之功。治疗疮疡初起，红肿热痛，配连翘、金银花等。若治痈疽溃烂流脓，则配轻粉、血竭、当归等；或用麻油、白蜡制成膏剂外敷。用于湿疹、水火烫伤，单用本品以植物油浸泡，滤取油液，制成紫草油，外涂患处。

用法用量：煎服，5～9g。外用适量，熬膏；或用植物油浸泡后涂擦。

使用注意：脾虚便溏者忌服。

三、清热燥湿药

凡性味苦寒，以清热燥湿为主要作用的药物，称为清热燥湿药。

本类药物苦味燥湿，寒能清热，故有清热燥湿，兼泻火解毒的功效。适用于湿热证及实热证。如湿温或暑温夹湿，因湿热蕴结，气机不畅，见身热不扬、胸膈痞闷、小便短赤、舌苔黄腻；若湿热蕴结脾胃，升降失常，而致痞满吐利；湿热壅滞大肠，传导失职，可见泄泻、痢疾、痔疮肿痛；湿热蕴蒸肝胆，可见黄疸尿赤、耳肿流脓；湿热下注，则带下色黄，或热淋灼痛；湿热流注关节，则见关节红肿热痛；湿热浸淫肌肤，则成湿疹、湿疮等。

苦寒伤脾伐胃，苦燥伤阴，故用量不宜过大。脾胃虚寒、津伤阴亏者当慎用，确需使用，可配健胃及养阴药同用。此外，本类药物所兼泻火、解毒等作用常用治脏腑实热证及痈肿疮疡等热毒证，可与清热泻火、清热解毒药配伍应用。

1. 黄芩

性味归经：苦，寒。归肺、胆、脾、大肠、小肠经。

功效：清热燥湿，泻火解毒，止血，安胎。

临床应用：

（1）用于湿热诸证。黄芩苦寒，清热燥湿，尤善清中上焦之湿热。治疗外感湿温、暑湿，见发热胸闷、恶心呕吐、苔黄腻，配滑石、通草；若治湿阻中焦，心下痞满、干呕心烦，常与半夏、黄连等同用；若治湿热泄泻，腹痛、身热，可配葛根、黄连同用；治疗湿热黄疸，身目黄染，则配茵陈、山栀等同用。

（2）用于肺热咳嗽，热病烦渴。本品善清肺火及上焦之实热。治疗肺热咳嗽，痰黄黏稠，单用即有效；或配桑白皮、知母等同用。若治外感热病，壮热烦渴，常配薄荷、栀子、大黄等同用。黄芩入少阳胆经，配柴胡同用，治伤寒邪犯少阳，见寒热往来、口苦咽干、心烦喜呕，有和解少阳之功。

（3）用于疮痈肿毒，咽喉肿痛。取本品清热解毒之功，常配金银花、连翘等同用。

（4）用于血热吐衄。本品苦寒清热，能凉血止血。治疗火毒炽盛迫血妄行的出血，如吐血、衄血、便血、崩漏等，配生地黄、白茅根等。

（5）用于胎热不安。本品有除热安胎之效，常配白术、当归等配伍。

用法用量：煎服，3～9g。外用适量。清热泻火、解毒生用；安胎炒用；止血炒炭用；清上焦肺热酒炙用。

使用注意：脾胃虚寒、食少便溏者禁服。

2. 黄连

性味归经：苦，寒。归心、脾、胃、肝、胆、大肠经。

功效：清热燥湿，泻火解毒。

临床应用：

（1）用于胃肠湿热。黄连苦寒，清热燥湿更胜于黄芩，尤长于清中焦湿热。治疗湿热阻滞中焦，脘腹痞满、恶心呕吐，常与黄芩、半夏、干姜等同用。若治湿热泻痢，腹痛、里急后重，单用或配木香，如香连丸。若治湿热泄泻，身热，配葛根、黄芩等。若治下痢脓血，配当归、白芍等同用。本品善除胃与大肠湿热，为治湿热泻痢要药。

（2）用于热盛火炽、高热烦躁。本品泻火解毒，尤善清心经实火。治疗火热炽盛，或外感热病致高热烦躁，甚或神昏谵语，常配黄柏、栀子等；若阴虚火旺，烦躁不眠，常配阿胶、白芍等；若心火亢盛，迫血妄行所致的吐衄，可配大黄、黄芩等。

（3）用于胃热呕吐。本品苦寒归胃经，善清胃火。治疗胃热呕吐，常与竹茹、半夏等同用；若治肝火犯胃而致呕吐，常配吴茱萸；治疗胃火牙痛，常配石膏、升麻等。

（4）用于热毒疮疡。本品苦寒泻火，解热毒力强，尤善治各种疔疮痈毒。治疗痈肿疔毒，多配金银花、连翘等同用。若治皮肤湿疮、烫伤，可用黄连制成软膏外敷。若治耳道疖肿、流脓，用黄连浓煎，取汁涂患处；或配枯矾、冰片，研粉外用；治疗眼目红肿，配菊花煎后冲洗；或用人乳浸汁点眼。

用法用量：煎服，2～5g；研末吞服，1～1.5g；外用适量。炒用降低寒性，姜汁炙清胃和中止呕。

使用注意：脾胃虚寒者忌用，阴虚津伤者慎用。

3. 黄柏

性味归经：苦，寒。归肾、膀胱经。

功效：清热燥湿，泻火除蒸，解毒疗疮。

临床应用：

（1）用于下焦湿热诸证。黄柏苦寒沉降，清热燥湿、泻火解毒，归肾、膀胱经，长于清下焦湿热。治疗湿热泄泻、痢疾，可配黄连、白头翁等；若治湿热带下，黄浊秽臭，常配山药、芡实等同用；若治膀胱湿热，尿灼涩痛，常配车前子、滑石、木通等同用；若治湿热黄疸，常配栀子同用；还治疗湿热下注，足膝肿痛，常配苍术、牛膝等，如三妙丸。

（2）用于疮疡肿痛。本品苦寒清热，又能泻火解毒。治疗疮疡肿毒，口舌生疮，目赤肿痛，单用或配黄连、黄芩、大黄等内服，亦可外用。若治湿疹、湿疮、皮肤瘙痒，可配苦参、蛇床子等，内服、外用均可；或配青黛、滑石等研末撒敷。

（3）用于阴虚发热。本品入肾，清相火以退虚热。治疗肾阴虚，骨蒸潮热、盗汗遗精等，配知母、熟地黄、山茱萸等同用。

用法用量：煎服，3～12g；或入丸、散。外用适量。

清热燥湿解毒生用；滋阴降火盐水炙。

使用注意：脾胃虚寒者忌用。

4. 龙胆

性味归经：苦，寒。归肝、胆经。

功效：清热燥湿，泻肝胆火。

临床应用：

（1）用于肝胆湿热诸证。龙胆苦寒，归肝、胆经，长于清肝胆及下焦湿热。治疗肝胆湿热所致的黄疸、尿赤，可配茵陈、栀子等同用。若治湿热下注，阴肿阴痒、带下，或阴囊湿疹，配苦参、黄柏等，水煎服或外洗。

（2）用于肝胆实火所致的头痛目赤、胁痛口苦、耳聋，或烦躁易怒。本品苦寒沉降，能泻肝胆实火，多配柴胡、黄芩等同用。

（3）用于肝经热盛生风所致的高热惊厥、手足抽搐。本品清泻肝经实火，多配牛黄、钩藤、黄连等同用，以凉肝息风。

用法用量：煎服，3～6g。外用适量。

使用注意：脾胃虚寒者不宜用；阴虚津伤者慎用。

5. 苦参

性味归经：苦，寒。归心、肝、胃、大肠、膀胱经。

功效：清热燥湿，杀虫，利尿。

临床应用：

（1）用于湿热泻痢、黄疸、带下等。苦参味苦性寒，沉降下行，善清下焦湿热。治疗湿热泄泻、痢疾，可单用或配白头翁、木香、黄连等。若治湿热便血、肠风下血、痔疮出血，配生地黄、地榆等。若治湿热黄疸，配茵陈、栀子、龙胆等同用。治疗湿热下注，带下色黄，阴肿阴痒，配黄柏、蛇床子等，内服、外洗均可。

（2）用于风疹，湿疹，疥癣，皮肤瘙痒。本品燥湿热，兼杀虫能止痒。治疗风疹、湿疹所致的皮肤瘙痒，配荆芥、防风等内服；或配川椒、百部等煎汤外洗。治疗癣，单用苦参煎洗；或配枯矾、硫黄制成软膏，涂敷患处。

（3）用于热淋，小便不利、淋沥涩痛。本品苦寒既清热，又下行利尿。治湿热下注结于膀胱的小便灼热、刺痛、淋沥不畅，可单用；或配滑石、车前子、泽泻等同用。若治妊娠小便不利，常与养血的当归配伍同用。

用法用量：煎服，4.5～9g。外用适量，煎汤洗患处。

6. 白鲜皮

性味归经：苦，寒。归脾、胃、膀胱经。

功效：清热燥湿，祛风解毒。

临床应用：

（1）用于湿热疮毒，湿疹，疥癣。白鲜皮苦寒，清热燥湿，并祛风解热毒而止痒。治疗湿热或热毒痈疮，肌肤溃烂，或妇女阴部湿痒，赤白带下，配苍术、黄柏、苦参等，内服外洗均可；若治湿疹、疥癣、皮肤瘙痒，配苦参、防风、地肤子等同用。

（2）用于湿热黄疸，尿赤。取本品燥湿热，兼利胆退黄之功，配茵陈同用。

（3）用于风湿热痹，关节红肿热痛、屈伸不利。取白鲜皮清热燥湿，祛风利痹止痛之功，配忍冬藤、防己等。

用法用量：煎服，4.5～9g。外用适量，煎汤洗；或研粉敷。

使用注意：脾胃虚寒者慎用。

四、清热解毒药

凡以清解热毒为主要作用的药物称为清热解毒药。

本类药物以苦寒为主，既能清热泻火又能清热解毒。此处所指的毒，为火热壅盛所致。适用于热毒所致痈肿疔疮、丹毒、瘟毒发斑、痄腮、咽喉肿痛、热毒下痢和虫蛇咬伤、癌肿、水火烫伤，以及其他实热病证等。临床用药时，应根据各种证候的不同表现及兼证，结合具体药物的特点，有针对性地选择应用，并根据病情的需要给予相应的配伍。如热毒在血分者，应配伍清热凉血药；火热炽盛者，应配伍清热泻火药；夹有湿邪者，应配伍利湿、燥湿、化湿药；疮痈、咽喉肿痛，常与外用的解毒化腐敛疮药配合同用；热毒血痢，里急后重者，可与活血行气药配伍；疮疡属虚者，又应与补气养血托疮药同用。

本类药物药性寒凉，应中病即止，不可多服、久服，以免损伤脾胃。

1. 金银花

性味归经：甘，寒。归肺、心、胃经。

功效：清热解毒，疏散风热。

临床应用：

（1）用于外感风热，温病初起，暑热烦渴。金银花味甘性寒，质轻芳香，性善疏散，能清在里之热毒，又散在表之风热及上焦热。治疗外感风热或温病初起，见发热、咽干、咳嗽等，配连翘、薄荷等；若治温病气分实热，壮热、口渴、汗出、脉大，配石膏、知母等；若治温病营血分实热，舌绛、神昏谵语或有斑疹，配生地黄、牛黄等；治疗暑热烦渴，或小儿热疮、痱子，单用本品蒸馏制露，内服或外用。

（2）用于外疡内痈。本品甘寒解热毒而消痈，为治疮痈疔疖等外疡，以及肠痈、肺痈等内痈的常用药。治疗热毒痈肿疔疮，单味煎汁内服，取渣外敷患处；或以鲜品捣烂局部外敷；或配连翘、蒲公英等煎服。若治肠痛腹痛，配当归、地榆等；若治肺痈胸痛发热、咳吐脓血，配鱼腥草、芦根等。

（3）用于热毒泻痢，下痢脓血。本品能解热毒而止痢，可单用大量浓煎内服；或配黄连、白头翁等同用。

用法用量：煎服，6～15g，鲜品加倍。外用适量。

使用注意：脾胃虚寒及气虚疮疡脓清者忌用。

2. 连翘

性味归经：苦，微寒。归肺、心、小肠经。

功效：清热解毒，消肿散结。

临床应用：

（1）用于外感风热或温病初起。连翘苦微寒，虽为果实而质轻，清热解毒兼升浮宣散，入心、肺二经，长于清心火，散上焦风热。治疗外感风热或温病初起，发热头痛，常配金银花、薄荷等；若治温病热入营血，舌绛神昏，配牡丹皮、金银花等，以透营转气、清解热毒；若治温病邪陷心包，高热神昏，用连翘心配莲子心、麦冬等。

（2）用于外疡内痈。本品苦寒清热，归心、肺经，尤长于清心火、解疮毒，"诸痛痒疮，皆属于心"，连翘消痈肿，是治疗疮痈肿毒常用之品，有"疮家圣药"之称。治疗热毒壅滞所致的疮毒痈肿诸外疡及肠痈肺痈诸内痈，常配金银花、蒲公英、野菊花等，以清热解毒；

若治痰火郁结，瘰疬痰核，配浙贝母、玄参、牡蛎等，以清热散结。

用法用量：煎服，6~15g。连翘心专用于清心泻火。

使用注意：脾胃虚寒及气虚者不宜用。

3. 野菊花

性味归经：苦、辛，微寒。归心、肝经。

功效：清热解毒。

临床应用：

（1）用于痈疽疔疖、丹毒。野菊花苦寒清泻，辛味发散，长于清热解毒、消散痈肿，可单用煎服；或鲜品捣敷患处；或配蒲公英、紫花地丁、金银花等同用。

（2）用于热毒咽痛，目赤肿痛。本品清肝泻火，兼利咽止痛。治疗热毒上壅，咽喉肿痛，常配板蓝根、连翘、玄参等。若治肝火上炎目赤肿痛，或兼头痛眩晕，可单用煎服；或配夏枯草、密蒙花等同用。

用法用量：煎服，9~15g。外用适量，煎汤外洗或制膏外涂。

使用注意：脾胃虚寒者慎服。

4. 蒲公英

性味归经：苦、甘，寒。归肝、胃经。

功效：清热解毒，消肿散结，利尿通淋。

临床应用：

（1）用于痈肿疔，乳痈内痈。专能解热毒而消痈散结，主治内外热毒疮痈诸证；兼能通经下乳，为治乳痈要药。治疗乳痈肿痛，单用本品浓煎内服；或以鲜品捣汁内服，药渣敷患处；或配瓜蒌、牛蒡子、连翘等。若治痈肿疔毒，配紫花地丁、金银花、野菊花等。若治肠痈腹痛，配大黄、牡丹皮、桃仁。若治肺痈吐脓，配鱼腥草、芦根、冬瓜仁等。治疗咽喉肿痛，配板蓝根、玄参等。鲜品外敷还可治疗毒蛇咬伤，常配紫花地丁同用。

（2）用于热淋涩痛，湿热黄疸。本品苦寒清热，兼有利尿通淋之功。治疗热淋涩痛，配白茅根、金钱草、车前子等，以增利尿通淋之功；若治湿热黄疸，常配茵陈、栀子、大黄等同用。

用法用量：煎服，9~15g。外用鲜品适量，捣敷；或煎汤熏洗患处。

使用注意：非实热证及阴疽者禁服。

5. 紫花地丁

性味归经：苦、辛，寒。归心、肝经。

功效：清热解毒，凉血消肿。

临床应用：

（1）用于痈肿疔疮，乳痈肠痈，丹毒肿痛。长于清热解毒、凉血消肿，为治热毒疮痈的常用药，尤长于治疗疮肿毒；治疗痈肿、疔疮、丹毒，单用鲜品捣汁内服，药渣外敷，或配金银花、野菊花等；若治乳痈，配蒲公英、连翘等；治疗肠痈，配红藤、白花蛇舌草等。

（2）用于毒蛇咬伤。本品兼解蛇毒。治疗毒蛇咬伤，可用鲜品捣汁内服；亦可配雄黄少许，捣烂外敷。

用法用量：煎服，15～30g。外用鲜品适量，捣烂敷患处。

使用注意：阴疽漫肿无头、脾胃虚寒者慎服。

6. 大青叶

性味归经：苦，寒。归心、胃经。

功效：清热解毒，凉血消斑。

临床应用：

（1）用于外感风热或温病初起，口疮，痄腮。善清热解毒，并解气血及表里之热。治疗外感风热或温病初起，见发热、头痛、口渴，常配金银花、荆芥、牛蒡子等，以疏散风热、共解热毒。若治温病热毒壅盛，气血两燔，发斑、壮热神昏等，可配石膏、玄参、生地黄等。若治痄腮，咽痛，口舌生疮，单用鲜品捣汁内服，或配玄参、山豆根、黄连，以清热解毒，利咽止痛。

（2）用于血热发斑，丹毒。本品咸入血分，能清血分热毒而凉血消斑。治疗热入营血，高热神昏或见斑疹，常配生地黄、栀子等同用。若治丹毒，可单用鲜品捣烂外敷，或配紫花地丁、蒲公英等，以解毒凉血消斑。

用法用量：煎服，9～15g，鲜品 30～60g。外用适量。

使用注意：脾胃虚寒者忌用。

7. 板蓝根

性味归经：苦，寒。归心、胃经。

功效：清热解毒，凉血利咽。

临床应用：

（1）用于温热病发热，或温毒发斑、痄腮、痈肿疮毒、丹毒、大头瘟毒等多种热毒证。板蓝根有类似大青叶的清热解毒凉血之功，而更以解毒利咽散结见长。

（2）治疗外感风热或温病初起，发热头痛、咽痛口渴，常配金银花、连翘、荆芥等；若治温毒发斑，高热头痛，舌绛紫暗，配大青叶、生石膏、黄芩等；若治大头瘟毒、丹毒、痄腮、咽喉肿痛等证，常配牛蒡子、黄连、玄参等；若治痈肿疮毒，配金银花、连翘、紫花地丁等，以共解痈疮肿毒。

用法用量：煎服，9～15g。外用适量。

使用注意：脾胃虚寒者忌用。

8. 青黛

性味归经：咸，寒。归肝经。

功效：清热解毒，凉血，定惊。

临床应用：

（1）用于温毒发斑，血热吐衄。青黛有清热解毒、凉血消斑之功。治疗温病热毒甚而发斑，常配生地黄、牡丹皮等；若治血热妄行的吐血、衄血，常配大蓟、小蓟、白茅根等，以凉血止血。

（2）用于痄腮喉痹，火毒疮疡。本品有清热解毒之功。治疗外感瘟疫时毒所致痄腮喉痹，可单用本品配冰片少许调敷；或配黄芩、板蓝根、玄参等内服。若治热毒疮疡痈肿疼痛，配蒲公英、紫花地丁、连翘等，以解毒消疮。

（3）用于肝火犯肺，咳嗽胸痛、痰中带血。本品咸寒，归肝经，能清肝泻火、凉血止血，常配海蛤粉、瓜蒌、栀子等。

（4）用于暑热惊痫，惊风抽搐。本品清热入肝经而息风止痉。治疗暑热惊痫，配滑石、甘草等同用；若治小儿惊风抽搐，配钩藤、牛黄等，以清热息风。

用法用量：入丸、散剂，1.5～3g。外用适量。

使用注意：胃寒者慎用。

9. 重楼

性味归经：苦，微寒；有小毒。归肝经。

功效：清热解毒，消肿止痛，凉肝定惊。

临床应用：

（1）用于痈肿疔疮，毒蛇咬伤。重楼苦寒清泻，有清热解毒、消肿止痛之功，为治疗痈肿疔毒、毒蛇咬伤的要药。治疗痈肿疔疮，单用为末，醋调外敷，或配黄连、金银花、生甘草等；若治痄腮、喉痹，配连翘、板蓝根、牛蒡子等；若治瘰疬痰核，配夏枯草、牡蛎、浙贝母等；若治毒蛇咬伤，可单用本品煎服，或研末以醋调外敷，或配半边莲、半枝莲等内服。

（2）用于惊风抽搐。本品苦微寒入肝经，凉肝而定惊搐。治疗小儿因热致惊风抽搐或癫痫，配钩藤、蝉蜕等同用。

用法用量：煎服，3~9g；亦入丸、散。外用适量，研末调敷。

使用注意：体虚、无实火热毒者及孕妇忌服。

10. 鱼腥草

性味归经：辛，微寒。归肺经。

功效：清热解毒，消痈排脓，利尿通淋。

临床应用：

（1）用于肺痈吐脓，痰热咳嗽。鱼腥草辛以散结，微寒清热，主入肺经，善清肺经热毒，有消痈排脓之功，为治肺痈咳吐脓血之要药。治疗肺痈咳吐脓血，常配桔梗、芦根、薏苡仁等同用；治疗痰热咳嗽，常配黄芩、贝母、知母等同用。

（2）用于热毒疮疡。本品辛微寒，既能清热解毒，又能消痈排脓，可单用鲜品捣烂外敷，或配野菊花、蒲公英、连翘等煎服。

（3）用于湿热淋证，湿热泻痢。本品清热，并辛开肺气，通调水道而利尿通淋。治疗湿热淋证，尿赤涩痛，配车前子、海金沙、白茅根等；若治湿热泻痢，配黄连、白头翁、木香等，以清热燥湿止痢。

用法用量：煎服，15～25g，不宜久煎；鲜品用量加倍，水煎或捣汁服。外用适量，捣敷或煎汤熏洗患处。

使用注意：虚寒者慎服。

11. 白头翁

性味归经：苦，寒。归胃、大肠经。

功效：清热解毒，凉血止痢。

临床应用：

（1）用于热毒血痢。白头翁苦寒沉降，主入胃、大肠经，善清胃肠热毒及湿热，又凉血止痢，为治热毒血痢及湿热痢疾的要药。治疗热毒或湿热痢疾，便下脓血，里急后重，可单用煎服，或配黄连、秦皮同用。

（2）白头翁配秦皮、蛇床子、白鲜皮等煎汤外洗，可治阴痒；配苦参、薏苡仁，可治湿热下注，带下腥臭黄浊；配地榆、槐花等，还可治痔疮出血。

用法用量：煎服，9～15g，大剂量至30g。外用适量。

使用注意：虚寒泻痢者忌服。

12. 马齿苋

性味归经：酸，寒。归大肠、肝经。

功效：清热解毒，凉血止血。

临床应用：

（1）用于热毒血痢。马齿苋性寒滑利，味酸收敛，入大肠经，善清肠道热毒，又凉血止痢，为治痢疾的要药。治疗热毒或湿热泻痢所致的下痢脓血、里急后重，单用鲜品大量水煎服，或绞汁服，或配黄连、白头翁、秦皮等同用。

（2）用于热毒疮疡，痈疖，丹毒。本品清热解毒，凉血消肿，单用煎汤内服、外洗，或以鲜品捣烂外敷，或配大青叶、金银花、白花蛇舌草等同用。

（3）用于崩漏、便血。本品性寒入肝经，又有凉血止血之效。治疗血热妄行，崩漏下血，可单用捣汁服；若治血热便血、痔血，可单用煎服，或配地榆、槐花、小蓟等共用。

用法用量：煎服，9～15g，鲜品30～60g。外用适量，捣敷患处。

使用注意：脾胃虚寒、肠滑易泄者及孕妇忌服。

13. 射干

性味归经：苦，寒。归肺经。

功效：清热解毒，消痰，利咽。

临床应用：

（1）用于热毒痰火郁结，咽喉肿痛。射干苦寒清泻，主入肺经，善清肺热，解热毒而利咽喉，且祛痰散结，为热毒咽痛及肺热痰多所常用。治疗热毒上壅、痰火互结所致的咽喉肿痛，单用鲜品捣汁含咽，或配黄芩、马勃、桔梗等同用。若治肺热咳嗽痰多，配桑白皮、马兜铃。

（2）用于寒痰气喘，咳嗽痰多，本品消痰力强，配麻黄、细辛、半夏等，以温肺化痰。

用法用量：煎服，3～9g。外用适量。

使用注意：脾虚便溏者及孕妇禁服。

14. 马勃

性味归经：辛，平。归肺经。

功效：清热利咽，止血。

临床应用：

（1）入肺经，既宣散肺经风热，又清泻肺经实火，长于解毒利咽，为治咽喉肿痛之常用药。治疗风热咽痛、咳嗽、失音，轻者可单用研末含咽，或以蜜水调服，或吹喉；重者可配桔梗、玄参、金银花等同用。若治肺热咳嗽，咽喉红肿，配射干、生甘草、牛蒡子等，以解毒利咽。治疗久嗽失音，可配芒硝、砂糖，和丸噙化。

（2）用于吐血、衄血、外伤出血。本品有止血之功。治疗血热吐血、衄血，可单用，或配侧柏叶、白茅根、小蓟等，以凉血止血；若治外伤出血，单用马勃粉撒敷伤口，即能止血。治疗疮疡溃烂，可单用，或配连翘、板蓝根等同用，以解毒消疮。

用法用量：煎服，1.5～6g，布包煎；或入丸、散。外用适量，敷患处。

使用注意：风寒犯肺咳嗽失音者禁服。

15. 穿心莲

性味归经：苦，寒。归心、肺、大肠、膀胱经。

功效：清热解毒，凉血，消肿。

临床应用：

（1）用于外感风热或温病初起，肺热咳喘，肺痈，咽喉肿痛。穿心莲苦寒降泄，清热解毒，上行入肺，善清肺火。治疗外感风热或温病初起，发热头痛，常配金银花、连翘、薄荷等同用；若治肺热咳嗽气喘，可单用，或配桑白皮、黄芩、杏仁等；若治肺痈，咳吐脓痰，配鱼腥草、冬瓜仁、桔梗等；治疗热毒或风热上攻咽喉肿痛，配薄荷、冰片等吹喉，或配牛蒡子、玄参、板蓝根等，水煎内服。

（2）用于湿热泻痢，热淋涩痛，湿疹瘙痒。本品苦燥泄热，有清热解毒燥湿的功效，凡湿热诸证均可应用。

治疗胃肠湿热泄泻腹痛，或下痢脓血，可单用，或配秦皮、马齿苋、黄连等同用；若治膀胱湿热蕴结，小便淋沥涩痛，配白茅根、车前子等；若治湿疹湿疮，皮肤瘙痒，以本品为末，甘油调涂，或配苦参、白鲜皮等，水煎浸洗。

（3）用于疮疡痈肿，丹毒，蛇虫咬伤。本品苦寒，清解热毒能消肿，单用本品外敷，或内服，或配野菊花、重楼等同用，以凉血解毒消肿。

用法用量：煎服，6~9g。外用适量，鲜品捣烂外敷；或研末调涂。

使用注意：脾胃虚寒者不宜用。

五、发散风热药

凡以发散风热为主要作用的药物称为发散风热药。

本类药物性味多辛苦而偏寒凉，辛以发散，凉可祛热，在发散风热之中还有发汗解表作用，但其作用较发散风寒药缓和。

主要适用于风热感冒及温病初起邪在卫分，症见发热、微恶风寒、咽干口渴、头痛目赤、舌边尖红苔薄黄、脉浮数等。部分发散风热药分别兼有清头目、利咽喉、透疹、止痒、止咳的作用，又可用治风热所致目赤多泪、咽喉肿痛、麻疹不透、风疹瘙痒及风热咳嗽等证。

1. 薄荷

性味归经：辛，凉。归肺、肝经。

功效：疏散风热，清利头目，利咽，透疹，疏肝行气。

临床应用：

（1）风热感冒，温病初起。本品辛以发散，凉以清热，轻清凉散，其辛散之性较强，是辛凉解表药中最能宣散表邪，且有一定发汗作用之药，为疏散风热常用之品，故风热感冒和温病卫分证十分常用。用治风热感冒或温病初起、邪在卫分，发热、微恶风寒、头痛等症，常与金银花、连翘、牛蒡子等配伍。

（2）风热上攻，头痛眩晕，目赤多泪，喉痹，咽喉肿痛，口舌生疮。本品轻扬升浮、芳香通窍，功善疏散上焦风热，清头目、利咽喉。用治风热上攻，头痛眩晕，宜与川芎、石膏、白芷等祛风、清热、止痛药配伍。治疗风热上攻之目赤多泪，可与桑叶、菊花、蔓荆子等同用；用治风热壅盛，咽喉肿痛，常配伍桔梗、生甘草、僵蚕等药。

（3）麻疹不透，风疹瘙痒。本品质轻宣散，有疏散风热，宣毒透疹，祛风止痒之功，用治风热束表，麻疹不透，常配伍蝉蜕、牛蒡子、柽柳等药。治疗风疹瘙痒，可与荆芥、防风、僵蚕等祛风止痒药同用。

（4）肝郁气滞，胸胁胀闷。本品兼入肝经，能疏肝行气，常配伍柴胡、白芍、当归等疏肝理气调经之品，治疗肝郁气滞，胸胁胀痛，月经不调。

（5）本品芳香辟秽，兼能化湿和中，还可用治夏令感受暑湿秽浊之气，脘腹胀痛，呕吐泄泻，常与香薷、厚朴、金银花等同用。

用法用量：煎服，3～6g；宜后下。薄荷叶长于发汗解表，薄荷梗偏于理气和中。

使用注意：本品芳香辛散，发汗耗气，故体虚多汗者不宜使用。

2. 牛蒡子

性味归经：辛、苦，寒。归肺、胃经。

功效：疏散风热，宣肺祛痰，利咽透疹，解毒消肿。

临床应用：

（1）风热感冒，温病初起，咳嗽痰多。本品辛散苦泄，寒能清热，升散之中具有清降之性，功能疏散风热，发散之力虽不及薄荷等药，但长于宣肺祛痰，清利咽喉，故风热感冒而见咽喉红肿疼痛，或咳嗽痰多不利者，十分常用。用治风热感冒，或温病初起，发热、咽喉肿痛等症，常配银花、连翘、荆芥等同用。若风热咳嗽，痰多不畅者，常与桑叶、桔梗、前胡等药配伍。

（2）麻疹不透，风疹瘙痒。本品清泻透散，能疏散风热，透泄热毒而促使疹子透发，用治麻疹不透或透而复隐，常配薄荷、柽柳、竹叶等同用。若风湿浸淫血脉而致的疮疥瘙痒，本品能散风止痒，常配伍荆芥、蝉蜕、苍术等药。

（3）痈肿疮毒，丹毒，痄腮，咽喉肿痛。本品辛苦性寒，于升浮之中又有清降之性，能外散风热，内解热毒，有清热解毒、消肿利咽之效，故可用治痈肿疮毒、丹毒、痄腮、喉痹、咽喉肿痛等热毒病证。因其性偏滑利，兼滑肠通便，故上述病证兼有大便热结不通者尤为适宜。用治风热外袭，火毒内结，痈肿疮毒，兼有便秘者，常与大黄、栀子、连翘等同用。治疗乳痈肿痛，尚未成脓者，可与金银花、栀子、瓜蒌等药同用。本品配伍玄参、黄芩、板蓝根等清热泻火解毒药，还可用治瘟毒发颐、痄腮喉痹等热毒之证。

用法用量：煎服，6～12g。炒用可使其苦寒及滑肠之性略减。

使用注意：本品性寒，滑肠通便，气虚便溏者慎用。

3. 蝉蜕

性味归经：甘，寒。归肺、肝经。

功效：疏散风热，利咽开音，透疹，明目退翳，息风止痉。

临床应用：

（1）风热感冒，温病初起，咽痛音哑。本品甘寒清热，质轻上浮，长于疏散肺经风热以宣肺利咽、开音疗哑，故风热感冒，温病初起，症见声音嘶哑或咽喉肿痛者，尤为适宜。用治风热感冒或温病初起，发热恶风，头痛口渴者，常配伍薄荷、牛蒡子、前胡等药。治疗风热火毒上攻之咽喉红肿疼痛、声音嘶哑，与薄荷、牛蒡子、金银花等药同用。

（2）麻疹不透，风疹瘙痒。本品宣散透发，疏散风热，透疹止痒，用治风热外束，麻疹不透，可与麻黄、牛蒡子、升麻等同用；用治风湿浸淫肌肤血脉，皮肤瘙痒，常配荆芥、防风、苦参等同用。

（3）目赤翳障。本品入肝经，善疏散肝经风热而有明目退翳之功，故可用治风热上攻或肝火上炎之目赤肿痛，翳膜遮睛，常与菊花、白蒺藜、决明子等同用。

（4）惊风抽搐，破伤风。本品甘寒，既能疏散肝经风热，又可凉肝息风止痉，故可用治小儿急慢惊风、破伤风证。治疗小儿急惊风，可与天竺黄、栀子、僵蚕等药配伍。治疗小儿慢惊风，以本品配伍全蝎、天南星、天麻等。用治破伤风证，牙关紧闭，手足抽搐，角弓反张，可与僵蚕、全蝎、天南星等同用。

用法用量：煎服，3～6g。

使用注意《名医别录》有"主妇人生子不下"的记

载，故孕妇慎用。

4. 桑叶

性味归经：甘、苦，寒。归肺、肝经。

功效：疏散风热，清肺润燥，平抑肝阳，清肝明目。

临床应用：

（1）风热感冒，温病初起。本品甘寒质轻，轻清疏散，虽疏散风热作用较为缓和，但又能清肺热、润肺燥，故常用于风热感冒，或温病初起，温热犯肺，发热、咽痒、咳嗽等症，常与菊花相须为用，并配伍连翘、薄荷、桔梗等药。

（2）肺热咳嗽，燥热咳嗽。本品苦寒清泻肺热，甘寒凉润肺燥，故可用于肺热或燥热伤肺，咳嗽痰少，色黄而质稠，或干咳少痰，咽痒等症。轻者可配苦杏仁、沙参、贝母等同用；重者可配生石膏、麦冬、阿胶等同用。

（3）肝阳上亢，头痛眩晕。本品苦寒，兼入肝经，有平降肝阳之效，故可用治肝阳上亢，头痛眩晕，头重脚轻，烦躁易怒者，常与菊花、石决明、白芍等平抑肝阳药同用。

（4）目赤肿痛，目暗昏花。本品既能疏散风热，又苦寒入肝能清泻肝热，且甘润益阴以明目，故常用治风热上攻、肝火上炎所致的目赤、涩痛、多泪，可配伍菊花、蝉蜕、夏枯草等疏散风热、清肝明目之品。若肝肾精血不足，目失所养，眼目昏花，视物不清，常配伍滋补精血之黑芝麻。若肝热引起的头昏、头痛，本品亦可与菊花、石决明、夏枯草等清肝药同用。

用法用量：煎服，5～10g。

5. 菊花

性味归经：辛、甘、苦，微寒。归肺、肝经。

功效：疏散风热，平抑肝阳，清肝明目，清热解毒。

临床应用：

（1）风热感冒，温病初起。本品味辛疏散，体轻达表，气清上浮，微寒清热，功能疏散肺经风热，但发散表邪之力不强。常用治风热感冒，或温病初起，温邪犯肺，发热、头痛、咳嗽等症，每与性能功用相似的桑叶相须为用，并常配伍连翘、薄荷、桔梗等。

（2）肝阳上亢，头痛眩晕。本品性寒，入肝经，能清肝热、平肝阳，常用治肝阳上亢，头痛眩晕，每与石决明、珍珠母、白芍等平肝潜阳药同用。若肝火上攻而眩晕、头痛，以及肝经热盛、热极动风者，可与羚羊角、钩藤、桑叶等清肝热、息肝风药同用。

（3）目赤肿痛，眼目昏花。本品辛散苦泄，微寒清热，入肝经，既能疏散肝经风热，又能清泻肝热以明目，故可用治肝经风热，或肝火上攻所致目赤肿痛，治疗前者常与蝉蜕、木贼、白僵蚕等疏散风热明目药配伍，治疗后者可与石决明、决明子、夏枯草等清肝明目药同用。若肝肾精血不足，目失所养，眼目昏花，视物不清，又常配伍枸杞子、熟地黄、山茱萸等滋补肝肾、益阴明目药。

（4）疮痈肿毒。本品味苦性微寒，能清热解毒，可用治疮痈肿毒，常与金银花、生甘草同用。因其清热解毒、消散痈肿之力不及野菊花，故临床较野菊花少用。

用法用量：煎服，5～10g。黄菊花偏于疏散风热，白菊花偏于平肝、清肝明目。

6. 蔓荆子

性味归经：辛、苦，微寒。归膀胱、肝、胃经。

功效：疏散风热，清利头目。

临床应用：

（1）风热感冒头痛。本品辛能散风，微寒清热，轻浮上行，解表之力较弱，偏于清利头目、疏散头面之邪。故风热感冒而头昏头痛者，较为多用，常与薄荷、菊花等疏散风热、清利头目药同用。若风邪上攻之偏头痛，常配伍川芎、白芷、细辛等祛风止痛药。

（2）目赤多泪，目暗不明，齿龈肿痛。本品辛散苦泄微寒，功能疏散风热，清利头目，可用治风热上攻，目赤肿痛，目昏多泪，牙龈肿痛，常与菊花、蝉蜕、白蒺藜等药同用。若肝肾不足，目暗不明，可与枸杞子、熟地黄等补肝肾、明目药配伍。

（3）头晕目眩。本品药性升发，清利头目，治疗中气不足，清阳不升，头晕目眩，耳鸣耳聋，常与黄芪、人参、升麻等补气升阳药同用。

（4）本品有祛风止痛之功，也可用治风湿痹痛，每与羌活、独活、川芎等同用，如羌活胜湿汤。

用法用量：煎服，5～10g。

7. 柴胡

性味归经：辛、苦，微寒。归肝、胆、肺经。

功效：疏散退热，疏肝解郁，升举阳气。

临床应用：

（1）感冒发热，寒热往来。本品辛散苦泄，微寒退热，善于祛邪解表退热和疏散少阳半表半里之邪。对于感冒发热，无论风热、风寒表证，皆可使用。治疗风寒感冒，恶寒发热，头身疼痛，常与防风、生姜等药配伍。若外感风寒，寒邪入里化热，恶寒渐轻，身热增盛者，柴胡多与葛根、黄芩、石膏等同用，以解表清里。治疗风热感冒，发热，头痛等症，可与菊花、薄荷、升麻等辛凉解表药同用。若伤寒邪在少阳，寒热往来、胸胁苦满、口苦咽干、目眩，本品用之最宜，为治少阳证之要药，常与黄芩同用，以清半表半里之热，共收和解少阳之功。

（2）肝郁气滞，胸胁胀痛，月经不调。本品辛行苦泄，性善条达肝气，疏肝解郁。治疗肝失疏泄，气机郁阻所致的胸胁或少腹胀痛、情志抑郁、妇女月经失调、痛经等症，常与香附、川芎、白芍等同用。若肝郁血虚，脾失健运，妇女月经不调，乳房胀痛，胁肋作痛，神疲食少，脉弦而虚者，常配伍当归、白芍、白术等。

（3）气虚下陷，胃下垂，肾下垂，子宫脱垂，久泻脱肛。本品能升举脾胃清阳之气，可用治中气不足，气虚下陷所致的脘腹重坠作胀，食少倦怠，久泻脱肛，子宫脱垂，肾下垂等脏器脱垂，常与人参、黄芪、升麻等同用，以补气升阳。

用法用量：煎服，3~10g。疏散退热宜生用；疏肝解郁宜醋炙，升举阳气可生用或酒炙。

使用注意：柴胡性升散，古人有"柴胡劫肝阴"之说，阴虚阳亢、肝风内动、阴虚火旺及气机上逆者忌用或慎用。

8. 升麻

性味归经：辛、微甘，微寒。归肺、脾、胃、大肠经。

功效：发表透疹，清热解毒，升举阳气。

临床应用：

（1）风热感冒，发热头痛。本品辛甘微寒，性能升散，有发表退热之功。治疗风热感冒，温病初起，发热、头痛等症，可与桑叶、菊花、薄荷等同用。若风寒感冒，恶寒发热，无汗，头痛，咳嗽者，可与麻黄、紫苏叶、白芷等药配伍。若外感风热夹湿之阳明经头痛，额前作痛，呕逆，心烦痞满者，可与苍术、葛根、鲜荷叶等配伍。

（2）麻疹不透。本品能辛散发表，透发麻疹，用治麻疹初起，透发不畅，常与葛根、白芍、甘草等同用。若麻疹欲出不出，身热无汗，咳嗽咽痛，烦渴尿赤者，常配伍葛根、薄荷、牛蒡子等药。

（3）齿痛，口疮，咽喉肿痛，阳毒发斑。本品甘寒，以清热解毒功效见长，为清热解毒之良药，可用治热毒证所致的多种病证。因其尤善清解阳明热毒，故胃火炽盛成毒的牙龈肿痛、口舌生疮、咽肿喉痛，以及皮肤疮毒等尤为多用。治疗牙龈肿痛、口舌生疮，多与生石膏、黄连等同用，如清胃散。治疗风热疫毒上攻之大头瘟，头面红肿，咽喉肿痛，常与黄芩、玄参、板蓝根等药配伍。治疗痄腮肿痛，可与黄连、连翘、牛蒡子等药配伍。用治阳毒发斑，常与生石膏、大青叶、紫草等同用。

（4）气虚下陷，胃下垂，久泻脱肛，子宫脱垂，肾下垂，崩漏下血。本品入脾胃经，善引脾胃清阳之气上升，其升提之力较柴胡为强。故常用治中气不足，气虚下陷所致的脘腹重坠作胀，食少倦怠，久泻脱肛，子宫脱垂，肾下垂等脏器脱垂，多与黄芪、人参、柴胡等同用，以补气升阳；若胸中大气下陷，气短不足以息，又常以本品配柴胡、黄芪、桔梗等同用。治疗气虚下陷，月经量多或崩漏者，则以本品配伍人参、黄芪、白术等补中益气药。

用法用量：煎服，3～10g。发表透疹、清热解毒宜生用，升阳举陷宜蜜炙用。

使用注意：麻疹已透、阴虚火旺，以及阴虚阳亢者均当忌用。

9. 葛根

性味归经：甘、辛，凉。归脾、胃、肺经。

功效：解肌退热，生津止渴，透疹，升阳止泻，通经活络，解酒毒。

临床应用：

（1）外感发热头痛，项背强痛。本品甘辛性凉，轻扬升散，具有发汗解表，解肌退热之功。外感表证发热，无论风寒与风热，均可选用本品。治疗风热感冒，发热、头痛等症，可与薄荷、菊花、蔓荆子等辛凉解表药同用。若风寒感冒，邪郁化热，发热重，恶寒轻，头痛无汗，目痛鼻干，口微渴，苔薄黄等症，常配伍柴胡、黄芩、羌活等药。本品既能辛散发表以退热，又长于缓解外邪郁阻、经气不利、筋脉失养所致的颈背强痛，故风寒感冒，表实无汗，恶寒，项背强痛者，常与麻黄、桂枝等同用；若表虚汗出，恶风，项背强痛者，常与桂枝、白芍等配伍。

（2）热病口渴，消渴。本品甘凉，于清热之中又能鼓舞脾胃清阳之气上升而有生津止渴之功。用治热病津伤口渴，常与芦根、天花粉、知母等同用。治疗消渴证属阴津不足者，可与天花粉、鲜地黄、麦门冬等清热养阴生津药配伍；若内热消渴，口渴多饮，体瘦乏力，气阴不足者，又多配伍天花粉、麦冬、黄芪等药。

（3）麻疹不透。本品味辛性凉，有发表散邪，解肌退热，透发麻疹之功，故可用治麻疹初起，表邪外束，疹出不畅，常与升麻、芍药、甘草等同用。若麻疹初起，已现麻疹，但疹出不畅，见发热咳嗽，或乍冷乍热者，可配伍牛蒡子、荆芥、前胡等药。

（4）热泻热痢，脾虚泄泻。本品味辛升发，能升发清阳，鼓舞脾胃清阳之气上升而奏止泻痢之效，故可用治表证未解，邪热入里，身热，下利臭秽，肛门有灼热感，苔黄脉数，或湿热泻痢，热重于湿者，常与黄芩、黄连、甘草同用。若脾虚泄泻，常配伍人参、白术、木香等药。

（5）中风偏瘫，胸痹心痛，眩晕头痛。葛根味辛能行，能通经活络，用治中风偏瘫，胸痹心痛，眩晕头痛，可与三七、丹参、川芎等活血化瘀药配伍。

（6）酒毒伤中。葛根味甘能解酒毒，故可用治酒毒伤中，恶心呕吐，脘腹痞满，常与陈皮、白豆蔻、枳椇子等理气化湿、解酒毒药同用。

用法用量：煎服，10～15g。解肌退热、生津止渴、透疹、通经活络、解酒毒宜生用，升阳止泻宜煨用。

六、清虚热药

本类药物药性寒凉，主入阴分，以清虚热、退骨蒸为主要作用。主要用于肝肾阴虚，虚火内扰所致的骨蒸潮热，午后发热、手足心热、虚烦不寐、盗汗遗精、舌红少苔、脉细而数，以及温热病后期，邪热未尽，伤阴劫液，而致夜热早凉、热退无汗、舌质红绛、脉象细数等虚热证。本类药物也可用于实热证。使用本类药常配伍清热凉血及清热养阴之品，以标本兼顾。

1. 青蒿

性味归经：苦、辛，寒。归肝、胆经。

功效：清透虚热，凉血除蒸，解暑，截疟。

临床应用：

（1）温邪伤阴，夜热早凉。本品苦寒清热，长于清透阴分伏热，故可用治温病后期，邪热未尽，伤阴劫液，而致夜热早凉、热退无汗、舌质红绛、脉象细数等虚热证。

（2）阴虚发热，劳热骨蒸。本品苦寒，入肝走血，具有清退虚热，凉血除蒸的作用。用治阴虚发热，骨蒸劳热，潮热盗汗，五心烦热，舌红少苔者。

（3）暑热外感，发热口渴。本品苦寒清热，芳香而散，善解暑热，可用治外感暑热，头痛头昏，发热口渴等症。

（4）疟疾寒热。本品辛寒芳香，主入肝胆，截疟之功较强，尤善除疟疾寒热，为治疗疟疾之良药。

用法用量：煎服，6～12g，不宜久煎；或鲜用绞汁服。

使用注意：脾胃虚弱，肠滑泄泻者忌服。

2. 地骨皮

性味归经：甘，寒。归肺、肝、肾经。

功效：凉血除蒸，清肺降火，生津止渴，止血。

临床应用：

（1）阴虚发热，盗汗骨蒸。本品甘寒清润，能清肝肾之虚热，除有汗之骨蒸，为退虚热、疗骨蒸之佳品。

（2）肺热咳嗽。本品甘寒，善清泻肺热，除肺中伏火，用治肺火郁结，气逆不降，咳嗽气喘，皮肤蒸热等症。

（3）血热出血证。本品甘寒入血分，能清热、凉血、止血，常用治血热妄行的吐血、衄血、尿血等。

用法用量：煎汤，9～15g，外用研末调敷或鲜品捣敷。

使用注意：脾虚便溏及表虚未解者不宜服。

3. 白薇

性味归经：苦、咸，寒。归肝、胃、肾经。

功效：清热凉血，利尿通淋，解毒疗疮。

临床应用：

（1）阴虚发热，骨蒸潮热，产后虚热。本品苦寒入血分，有清热凉血，益阴除热之功。

（2）阴虚外感之口渴心烦。本品可清泻肺热而透邪，清退虚热而益阴，治疗阴虚外感，发热咽干、口渴心烦等症。

（3）热淋，血淋。本品既能清热凉血，又能利尿通淋，可用于膀胱湿热，血淋、热淋等症。

（4）痈肿疮毒，咽喉肿痛，毒蛇咬伤。本品苦寒而咸，有清热凉血，解毒疗疮，消肿散结之效，内服、外敷均可。

用法用量：煎汤，4.5～9g。

使用注意：脾虚食少便溏者不宜服。

4. 银柴胡

性味归经：甘、微寒，归肝、胃经。

功效：退虚热，清疳热。

临床应用：

（1）阴虚发热，骨蒸盗汗。本品甘寒益阴，清热凉血，退热而不苦泄，理阴而不升腾，为退虚热除骨蒸之常用药。用于阴虚发热，骨蒸劳热，潮热盗汗。

（2）小儿虫积发热、腹大、消瘦等疳疾证。本品能退虚热，清疳热，用治小儿食滞或虫积发热、腹大、消瘦等疳疾诸症。

用法用量：煎服，3~9g。

使用注意：外感风寒，血虚无热者忌用。

5. 胡黄连

性味归经：苦、寒，归肝、胃、大肠经。

功效：退虚热，除疳热，清湿热，解热毒。

临床应用：

（1）骨蒸潮热。本品性寒，入血分，有退虚热，除骨蒸，凉血清热之功。

（2）小儿疳热。本品既能除小儿疳热，又能清退虚热，可用于小儿疳积发热，消化不良，腹胀体瘦，低热不退等症。

（3）湿热泻痢。本品苦寒沉降，能清热燥湿，尤善除胃肠湿热，为治湿热泻痢之良药。

用法用量：煎服，1.5～9g。

使用注意：脾胃虚寒者慎用。

第十一章　火热证的临床常用方剂

一、白虎汤

出处:《伤寒论》。

组成:知母六两,石膏一斤,炙甘草二两,粳米六合。

煎服法:上四味,以水一升,煮米熟汤成,去滓,温服一升,日三服。

原文:"伤寒脉浮滑,此以表有热,里有寒,白虎汤主之。""三阳合病,腹满身重,难以转侧,口不仁,面垢,谵语,遗尿。发汗则谵语,下之则额上生汗,手足逆冷。若自汗出者,白虎汤主之。"

按语:本方出自《伤寒论》,是阳明病的主方之一,是石膏剂的核心方剂,是理解石膏退热的基础。

白虎汤所治疗的病证称白虎汤证、阳明经证、气分实热证,主要临床表现是大热、大汗、大渴及脉洪大。透过这些在外的临床表现,我们不难看出引发这些症状的核心病机是肺胃热盛，弛张外涌。

从病位上看，邪气所侵犯的部位是肺或肺胃。在正常情况下，五谷入于胃，其糟粕、津液、宗气分为三隧，其中阳气在胃阳的游溢和脾阳的升提作用下，升腾到胸中并积于胸中，同时在肺宣发作用下，慓疾悍气出于肌表分肉皮肤之间以温分肉，肥腠理，司开合，形成卫气，这个过程是阳气的运行过程，可简单概括为升散。在阳气升发的同时，阴液随阳气升发就形成了阴升，其实是阴随阳升，这样四末分肉及头面诸窍在得到阳气温煦的同时，也得到了阴液的润养。当热邪侵犯了肺，或在侵犯肺的同时侵犯了胃，就会加强阳气的升散。若气机通畅，则热越于外，若气机不畅，则形成郁火，走窜攻冲。从白虎汤的主症看，气机是通畅的，没有郁闭，这才有了壮热大汗，而日壮热说明了热量多，势头猛，有向外弛张之势。热邪鼓搏气血，今气血外涌，所以脉变洪大；热越于外，则见壮热；津液被热所迫，随之达表，则大汗濈然而出。

白虎汤以石膏为君，石膏辛甘大寒，质重色白，入肺胃二经，以其大寒质重之体清热降火，行西方白虎肃杀之金令，又兼辛味，能达邪外出，无凉遏之弊。佐以知母，知母寒凉多汁，体滑质润，一方面苦寒降火，助石膏之力，另一方面凉润以滋内耗之阴。石膏得知母重坠与苦降相并，下行清降之力更强，恐有滑泄药过病所之弊，又以粳米之浓汁、甘草之甘缓，缓其势，使之常留中上二焦，以肃炎灼之热，以折弛张之势。

白虎，西方金令，主肃杀，肃降杀减少。白虎汤之名是对它作用的高度概括，即使阳热减少，气机下降。

二、镇逆白虎汤

出处：《医学衷中参西录》

组成：生石膏（捣细）三两，知母两半，清半夏八钱，竹茹粉六钱。

煎服法：用水五盅，煎汁三盅，先温服一盅，病已愈者，停后服，若未全愈者，过两点钟再温服一盅。

原文："治伤寒温病，邪传胃腑，燥渴身热。白虎证具，其人胃气上逆，心下满闷者。"

按语：张锡纯喜用石膏对白虎汤进行许多加减变化，都很经典，但是他认为白虎汤是托邪外出的药，这和我们的基本观点不同，吴鞠通也持这样的观点，这两位都是很伟大的中医，笔者很佩服的，但在这一点上，笔者不同意他们的观点。笔者认为白虎汤就是降火的，准确地说应该是以降火清火为主，稍有透散之性，透散是次要的，可以忽略不计。它的透散，最多也就是能防止气机郁闭，起不到散邪外出的作用。另外，白虎汤证也不能散，一散就会升焰。火小的时候，透散一下就没了，火大了，越散火焰越高。

镇逆白虎汤证是在白虎汤证的基础上，兼见了胃气上逆、心下满闷之症。"病有兼证，用药难拘成方"，所以张锡纯创立了此方，对白虎汤进行临证加减。呕吐和心下满闷是腑气不通的表现，所以要通腑气。张锡纯考虑到枳实、厚朴这些开通气分的药有伤气的作用。行气即是破气，破气即会伤气，这样不利于祛邪，还容易使邪陷更深，胀满不消，反而成心下痞硬之证。不用行气破气的药，那就只能用斡旋气机的药，用什么呢，张锡纯注意到半夏泻心汤、竹叶石膏汤和竹皮大丸几张方子的规律，得出半夏、竹茹善降逆气的结论。于是，他就用了半夏、竹茹和胃降逆，以通腑气。

单纯热弛张向外很难形成胃气不降、腑气不通，笔者认为腑气不通一定是有其他邪气的。半夏、竹茹都有化湿浊的作用，所以在临床应用时，在原文诸症的基础上增加了一条应用标准，就是舌苔稍腻而黄。但这不是重点，重点是知道腑气不通，甘草、粳米就不用了，而要加降逆的药。

三、白虎承气汤

出处：《重订通俗伤寒论》。

组成：生石膏八钱，生甘草八分，知母四钱，陈仓米三钱（荷叶包），玄明粉二钱，大黄三钱。

煎服法：水煎，一日一剂，饭前半小时分3次服。玄明粉不煎，亦分3次冲服。

原文："白虎承气膏知米，锦纹甘草及元明，泻烦汗热证俱见，清下为宜效自呈。"

按语：白虎承气汤出自《重订通俗伤寒论》一书，《重订通俗伤寒论》这本书根据临床体会，将《伤寒论》条文之意按伤寒要诀、伤寒本证、伤寒兼证、伤寒夹证、伤寒坏证、伤寒复证、瘥后调理几个部分分别论述，简明朴实，是经典与临床相融合的一部著作。可以说这是一本《伤寒论》的读后感。读这本书有助于读懂伤寒，而读这本书的前提是读过《伤寒论》，须互参。

作者将《伤寒论》的要意按自己的思路，以简单通俗的语言重新修订后，条理更加清晰，也容易读懂，但是也少了原文的连续性和系统性，突出了病证的区别，同时会覆盖病情之间的联系。这本书诊法和方药是分开的，所以在读书时更须前后互参。这是读这本书最重要的方法。

原著说得很清楚，"仲景所谓热结在里，表里俱热，白虎加人参汤主之是也。但要辨其便通者，但须外透肌腠，内清脏腑，新加白虎汤为主，柴芩清膈煎亦可酌用；

便闭者，急以攻里泻火为首要，白虎承气，犀连承气二汤为主"。也就是说，白虎承气汤是清下胃腑结热的，是在白虎汤证的基础上有了便结不通一症，故以白虎清有余之热，去甘草、粳米之缓，合用调胃承气以泻下燥结，给邪以去路。

镇逆白虎汤证兼有心下满闷，胃气上逆，是阳明之气失于和降，白虎承气兼有大便不通是热邪结聚腑气不通，从白虎之甘草、粳米到镇逆之半夏、竹茹再到白虎承气之大黄、芒硝，这是一个活泼灵动的过程，张锡纯一句"病有兼证，用药难拘成方"尽显中医随证治之之魅力。

四、麻黄杏仁甘草石膏汤

出处：《伤寒论》。

组成：麻黄四两（去节），杏仁五十个（去皮尖），甘草二两（炙），石膏半斤（碎，绵裹）。

煎服法：上四味，以水七升，先煮麻黄，减二升，去上沫，内诸药，煮取二升，去滓，温服一升。

原文："发汗后，不可更行桂枝汤。汗出而喘，无大热者，可与麻黄杏仁甘草石膏汤主之。"

按语：白虎的核心是石膏配知母，而大青龙、麻杏石甘汤、越婢汤、小青龙加石膏汤及这样方子的化裁方是以麻黄配石膏，不应算为白虎类方，但与白虎汤又有着千丝万缕的联系，尤其是气机状态上开闭相反，放在一起互参，有助于更好地学习白虎剂。

白虎汤的核心作用部位在中焦，中焦热盛，上炎至上焦，以石膏配知母，清降火邪为主。而麻杏石甘汤的作用部位在上焦，主要治疗汗出而喘的上焦证。它所针对的核心病机是热蕴于肺，或热邪闭肺。这与白虎汤证热邪外达上炎之势是不同的。

石膏之气重坠下行，本是清降肺胃无形之热之品，与麻黄相伍后，重坠因辛散而缓，作用部位上提，主要起到清肺作用；麻黄辛散，是发汗祛寒之佳品，与石膏相配后，辛散被重坠缓，作用于肺，宣达肺窍但已峻汗之功。虎狼之师相合后，变得温文尔雅了，共奏达热出表之功。

本方在《伤寒论》和温病学诸书中都有裁录，《伤寒论》中麻黄和石膏的比例是 1∶2，在《温病条辨》中麻黄和石膏的比例是 1∶1，也有用到 1∶4 的。在临床应用中如何确定麻黄与石膏的用量和相互的比例呢？麻杏石甘汤主要针对的病机是热邪闭肺，麻黄是解决气机郁闭的，石膏是清热的，所以气机郁闭之象越重，麻黄用量当越大，热象越重，石膏用量当越大。从脉象上讲，以脉的浮沉来判断气机的升散，脉越沉，肺气郁闭就越重，麻黄的比例亦应加大，以数的程度来判断热的多少，脉越数，热越盛，石膏的比例用量亦当随之增大。

综上可见，麻杏石甘汤作用部位在肺，针对病性为热，对气机的影响是以散为主，加强了肺的发散。

另外，还应把麻杏苡甘汤、麻黄汤和本方互参共研。这样就不难总结出以下配伍方式。麻黄辛散，助肺宣发，杏仁苦降，助肺肃降，一升一降，复肺之机，热则以石膏清之，寒则以桂枝助之，湿则以苡仁化之，总以助肺之宣，达邪出表，给邪以出路为主。

五、白虎加桂枝汤

出处：《金匮要略》。

组成：知母六两，甘草二两（炙），石膏一斤，粳米二合，桂枝（去皮）三两。

煎服法：上锉，每五钱，水一盏半，煎至八分，去滓，温服，汗出愈。

原文："师曰阴气孤绝，阳气独发，则热而少气烦冤，手足热而欲呕，名曰瘅疟。若但热不寒者，邪气内藏于心，外舍分肉之间，令人消铄肌肉。温疟者，其脉如平，身无寒但热，骨节疼烦，时呕，白虎加桂枝汤主之。"

按语：在阳明热盛诸证基础上，兼见局部经脉闭阻，不通而痛之骨节烦痛，故取桂枝通经而透邪，因势达之。因白虎大寒，一味桂枝不足以助热，无须疑虑。

麻杏石甘汤、越婢汤、大青龙汤及白虎加桂枝汤调理麻桂用量后，皆可用以治寒包热证。

六、白虎加苍术汤

出处：《类证活人书》。

组成：知母六两，甘草（炙）二两，石膏一斤，苍术三两，粳米三两。

煎服法：上锉如麻豆大。每服抄五钱匕，水一盏半，煎八分，去滓，取六分清汁，温服。

原文："治湿温多汗。""两胫逆冷，腹满，又胸多汗，头目痛苦，妄言，其脉阳濡而弱，阴小而急。治在太阴（脾属土主湿）不可发汗，汗出必不能言，耳聋，不知痛所在，身青，面色变，名曰重暍，如此死者，医杀之耳，白虎加苍术汤主之。"

按语：阳明热盛，须用白虎汤清之，而证有兼见，又须随证加减。前言肢节烦疼，佐桂枝通其经。而本方所治之症多见胸痞身重，乃湿邪为患。故于白虎汤中加入苍术以理太阴之湿。若寒湿滞重，则须再入草果，加强化湿。

七、苍术白虎加草果汤

出处：《温病条辨》。

组成：苍术白虎汤加草果方（辛凉复苦温法）即前白虎汤内加苍术草果。

原文："疟家湿疟，忌用发散，苍术白虎汤加草果主之。"

按语：白虎汤，仲景用以清阳明无形之燥热也。胃汁枯者，加人参以生津，曰白虎加人参汤；身中素有气者，加桂枝以通络，名曰桂枝白虎汤，而其实在清胃热也。是以后人治暑热伤气，身热而渴者，亦用白虎加人参汤，热渴汗泄，肢节烦疼者，亦用白虎加桂枝汤，胸痞身重兼见，则于白虎汤中加入苍术以理太阴之湿，寒热往来兼集，则于白虎汤中加入柴胡以散半表半之邪。凡此皆热盛阳明，他证兼见，故用白虎汤清热，而复各随证以加减，非热渴汗泄，脉洪大者，白虎便不可投，辨证察脉，最宜详审也。

八、化斑汤

出处：《温病条辨》。

组成：石膏一两，知母四钱，生甘草三钱，元参三钱，犀角二钱，白粳米一合。

137

煎服法：水八杯，煮取三杯，日三服。渣，再煮一钟，夜一服。

原文："太阴温病，不可发汗。发汗而汗不出者，必发斑疹；汗出过多者，必神昏谵语。发斑者，化斑汤主之。发疹者，银翘散去豆豉，加细生地、丹皮、大青叶，倍元参主之。禁升麻、柴胡、当归、防风、羌活、白芷、葛根、三春柳。神昏谵语者，清宫汤主之，牛黄丸、紫雪丹、局方至宝丹亦主之。"

按语：温病忌汗者，病由口鼻而入，邪不在足太阳之表，故不得伤太阳经也。时医不知而误发之，若其人热甚血燥，不能蒸汗，温邪郁于肌表血分，故必发斑疹也。若其表疏，一发而汗出不止，汗为心液，误汗亡阳，心阳伤而神明乱，中无所主，故神昏。心液伤而心血虚，心以阴为体，心阴不能济阳，则心阳独亢，心主言，故谵语不休也。且手经逆传，世罕知之，手太阴病不解，本有必传手厥阴心包之理，况又伤其气血乎！

角中空有通灵之象，犀角（现用代用品）咸寒，入少阴心肾之经，大能清心脉之火热，而缓肾水之火刑以存阴。玄参色赤黑，入少阴心肾，能养肾阴而启肾水，以济心火之焰灼。两者相合为血热之要药，大能清热凉血而养阴。白虎之热在气分不解而又入血动血成斑者，可以白虎清气，犀角、玄参凉血，两合而治之，透热转气，仍使热邪从气分走散。

九、白虎加人参汤

出处：《伤寒论》。

组成：知母六两，石膏一斤（碎），炙甘草二两，粳米六合，人参三两。

煎服法：上五味，以水一斗，煮米熟汤成，去滓，温服一升，日三服。

原文："服桂枝汤，大汗出，大烦渴不解，脉洪大者，白虎加人参汤主之。""伤寒若吐、若下后，七八日不解，热结在里，表里俱热，时时恶风，大渴，舌上干燥而烦，欲饮水数升者，白虎加人参汤主之。""伤寒无大热，口燥渴，心烦，背微恶寒者，白虎加人参汤主之。""伤寒脉浮，发热无汗，其表不解，不可与白虎汤。渴欲饮水，无表证者，白虎加人参汤主之。""若渴欲饮水，口干舌燥者，白虎加人参汤主之。"

《金匮要略·痉湿暍病脉证》云："太阳中热者，暍是也。汗出恶寒，身热而渴，白虎加人参汤主之。"

《金匮要略·消渴小便利淋病脉证并治》云："渴欲饮水，口干舌燥者，白虎加人参汤主之。"

按语：壮火食气，上焦热盛，元气不足，气不上乘而兼见燥渴、背微恶寒等证，加人参益元气，可用山药代粳米，以山药兼顾肾气。

十、黄连解毒汤

出处：《景岳全书》。

组成：黄连、黄芩、黄柏、栀子各等份。

煎服法：上每服五钱，水二盅，煎服。

原文："治火热狂躁烦心，口干舌燥，热之甚者，及吐下后热不解，脉洪喘急等证。"

按语：热极曰阳毒，是方曰黄连解毒，是君以黄连，泻其亢盛之火，佐以黄芩，芩连相和，微降阳明，再以栀子通泻三焦，使火毒从二便而出，黄柏苦寒泻火坚阴，除下焦火热，以助苦寒清热，达芩连之未达，使一身火毒无处蔽藏，本方以大苦大寒之药相合为用，若非实火不可轻投。

十一、大黄黄连泻心汤

出处：《伤寒论》。

组成：大黄二两，黄连一两。（一说方中有黄芩）

煎服法：上二味，以麻沸汤二升渍之，须臾，绞去滓，分温再服。

原文："心下痞，按之濡，其脉关上浮者，大黄黄连泻心汤主之。""伤寒大下后，复发汗，心下痞，恶寒者，表未解也。不可攻痞，当先解表，表解乃可攻痞。解表宜桂枝汤，攻痞宜大黄黄连泻心汤。""心下痞，按之濡，其脉关上浮者，大黄黄连泻心汤主之。"

按语：心下乃胃脘部，其地位处于中，入腹近，故热在中焦胃脘，当从苦泄，使热从大便而出。故以黄芩黄连降阳明之火热，大黄通阳明之通路。

本方去大黄加甘草，名二黄汤，以甘草之甘缓使芩、连之性留连膈上，缓缓而下。

十二、葛根芩连汤

出处：《伤寒论》。

组成：葛根半斤，甘草二两（炙），黄芩三两，黄连三两。

煎服法：上四味，以水八升，先煮葛根，减二升，内诸药，煮取二升，去滓，分温再服。

原文："太阳病，桂枝证，医反下之，利遂不止，脉促者，表未解也，喘而汗出者，属葛根黄芩黄连汤。"

按语：本方证是因伤寒表证未解，邪陷阳明所致。此时表证未解，里热已炽，故见身热口渴、胸闷烦热、口干作渴；里热上蒸于肺则作喘，外蒸于肌表则汗出；热邪内迫，大肠传导失司，故下利臭秽、肛门有灼热感；舌红苔黄、脉数皆为里热偏盛之象。表未解而里热炽，治宜外解肌表之邪、内清肠胃之热。方中重用葛根为君，甘辛而凉，入脾胃经，既能解表退热，又能升发脾胃清阳之气而治下利。以苦寒之黄连、黄芩为臣，清热燥湿，厚肠止利。甘草甘缓和中，调和诸药，为本方佐使。四药合用，外疏内清，表里同治，使表解里和，热利自愈。

本方功能解表清里，然从药物配伍作用来看，显然以清里热为主，正如尤怡所云："其邪陷于里者十之七，而留于表者十之三。"由于葛根能清热升阳止利，汪昂称之"为治泻主药"，故本方对热泻、热痢，无论有无表证皆可用之。

十三、白头翁汤

出处：《伤寒论》。

组成：白头翁二两，黄柏三两，黄连三两，秦皮三两。

煎服法：上四味，以水七升，煮取二升，去滓，温服一升。不愈，更服一升。

原文："热利下重者，白头翁汤主之。""下利欲饮水者，以有热故也，白头翁汤主之。"

按语：本方证是因热毒深陷血分，下迫大肠所致。热毒熏灼肠胃气血，化为脓血，而见下痢脓血、赤多白少；热毒阻滞气机则腹痛、里急后重；渴欲饮水，舌红苔黄，脉弦数皆为热邪内盛之象。治宜清热解毒，凉血止痢，俾热毒解则痢止而后重自除。方用苦寒而入血分的白头翁为君，清热解毒，凉血止痢。黄连苦寒，泻火解毒，燥湿厚肠，为治痢要药；黄柏清下焦湿热，两药共助君药清热解毒，尤能燥湿治痢，共为臣药。秦皮苦涩而寒，清热解毒而兼以收涩止痢，为佐使药。四药合用，共奏清热解毒、凉血止痢之功。

本方与芍药汤同为治痢之方。但本方主治热毒血痢，乃热毒深陷血分，治以清热解毒、凉血止痢，使热毒解，痢止而后重自除；芍药汤治下痢赤白属湿热痢，而兼气血失调证，故治以清热燥湿与调和气血并进，且取"通因通用"之法，使"行血则便脓自愈，调气则后重自除"。两方的主要区别在于白头翁汤是清热解毒兼凉血燥湿止痢，芍药汤是清热燥湿与调气和血并用。

十四、清胃散

出处：《脾胃论》。

组成：真生地黄三分，当归身三分，牡丹皮半钱，黄连（拣净）六分（如黄连不好，更加二分，如夏月倍之，大抵黄连临时，增减无定），升麻一钱。

煎服法：上为细末，都作一服，水一盏半，煎至七分，去渣，放冷服之。

原文：治因服补胃热药而致上下牙痛不可忍，牵引头脑满热，发大痛，此足阳明别络入脑也。喜寒恶热，此阳明经中热盛而作也。

按语：方证是由胃有积热，循经上攻所致。足阳明胃经循鼻入上齿，手阳明大肠经上项贯颊入下齿，胃中热盛，循经上攻，故牙痛牵引头痛、面颊发热、唇舌腮颊肿痛；胃热上冲则口气热臭；胃为多气多血之腑，胃热每致血分亦热，血络受伤，故牙宣出血。黄连为君，直折胃腑之热。臣以甘辛微寒之升麻，一取其清热解毒，以治胃火牙痛；一取其轻清升散透发，可宣达郁遏之伏火，有"火郁发之"之意。黄连得升麻，降中寓升，则泻火而无凉遏之弊；升麻得黄连，则散火而无升焰之虞。胃热盛已侵及血分，进而伤耗阴血，故以生地凉血滋阴，丹皮凉血清热，皆为臣药。当归养血活血，以助消肿止痛，为佐且引经为使。诸药合用，共奏清胃凉血之效，以使上炎之火得降，血分之热得除，于是循经外发诸症皆可因热毒内彻而解。《医方集解》载本方有石膏，其清胃之力更强。

十五、银翘散

出处：《温病条辨》。

组成：连翘一两，银花一两，苦桔梗六钱，薄荷六钱，竹叶四钱，生甘草五钱，芥穗四钱，淡豆豉五钱，牛蒡子六钱。

煎服法：上杵为散，每服六钱，鲜苇根汤煎，香气大出，即取服，勿过煮。肺药取轻清，过煮则味厚而入中焦矣。病重者约二时一服，日三服，夜一服。轻者三时一服，日二服，夜一服。病不解者，作再服。盖肺位最高，药过重则过病所，少用又有病重药轻之患，故从普济消毒饮，时时清扬法。

原文："太阴风温、温热、温疫、冬温，初起恶风寒者，桂枝汤主之。但热不恶寒而渴者，辛凉平剂银翘散主之。温毒、暑温、湿温、温疟，不在此例。"

按语：按仲景《伤寒论》原文，太阳病，但恶热不恶寒而渴者，名曰温病，桂枝汤主之。盖温病忌汗，最喜解肌。桂枝本为解肌，且桂枝芳香化浊，芍药收阴敛液，甘草败毒和中，姜、枣调和营卫，温病初起，原可用之。此处却变易前法，恶风寒者，主以桂枝，不恶风寒，主以辛凉者，非敢擅违古训也。仲景所云不恶风寒者，非全不恶风寒也，其先亦恶风寒，迨既热之后，乃不恶风寒耳，古文简、质，且对太阳中风热时亦恶风寒言之，故不暇详耳。盖寒水之病，冬气也，非辛温春夏之气不足以解之，虽曰温病既恶风寒，明是温自内发，风寒从外搏，成内热外寒之证，故仍旧用桂枝辛温解肌法，俾得微汗，而寒热之邪皆解矣。温热之邪，春夏气也，不恶风寒，则不兼寒风可知，此非辛凉秋金之气不足以解之，桂枝辛温，以之治温，是以火济火也，故改从《内经》风淫于内、治以辛凉、佐以苦甘法。

　　温病初起，邪在卫分，卫气被郁，开合失司，故发热、微恶风寒、无汗或有汗不畅；肺位最高而开窍于鼻，邪自口鼻而入，上犯于肺，肺气失宣，则见咳嗽；风热搏结气血，蕴结成毒，热毒侵袭肺系门户，则见咽喉红肿疼痛；温邪伤津，故口渴；舌尖红、苔薄白或微黄，脉浮数均为温病初起之佐证。治宜辛凉透表，清热解毒。方中银花、连翘气味芳香，既能疏散风热，清热解毒，又可辟秽化浊，在透散卫分表邪的同时，兼顾了温热病邪易蕴而成毒及多夹秽浊之气的特点，故重用为君药。薄荷、牛蒡子味辛而性凉，疏散风热，清利头目，且可解毒利咽；荆芥穗、淡豆豉辛而微温，解表散邪，此两者虽属辛温，但辛而不烈，温而不燥，配入辛凉解表方中，增强辛散透表之力，是为去性取用之法。以上四药俱为臣药。芦根、竹叶清热生津；桔梗开宣肺气而止咳利咽，同为佐药。甘草既可调和药性，护胃安中，又合桔梗利咽止咳，是属佐使之用。本方所用药物，加之用法强调"香气大出，即取服，勿过煮"，体现了吴氏"治上焦如羽，非轻莫举"的用药原则。

十六、桑菊饮

出处：《温病条辨》。

组成：杏仁二钱，连翘一钱五分，薄荷八分，桑叶二钱五分，菊花一钱，苦梗二钱，甘草八分，苇根二钱。

煎服法：水二杯，煮取一杯，日二服。

原文："太阴风温，但咳，身不甚热，微渴者，辛凉轻剂，桑菊饮主之。"

按语：本方证为温热病邪从口鼻而入，邪犯肺络，肺失清肃，故以咳嗽为主症；受邪轻浅所以身不甚热，口渴亦微。治当疏风清热，宣肺止咳。方中桑叶甘苦性凉，疏散上焦风热，且善走肺络，能清宣肺热而止咳嗽；菊花辛甘性寒，疏散风热，清利头目而肃肺。二药轻清灵动，直走上焦，协同为用，以疏散肺中风热见长，故共为君药。薄荷辛凉，疏散风热，以助君药解表之力；杏仁苦降，肃降肺气，桔梗辛散，开宣肺气，二药相须为用，一宣一降，以复肺脏宣降功能而止咳，是宣降肺气的常用组合。以上三者共为臣药。连翘透邪解毒，芦根清热生津，为佐药。甘草调和诸药为使。诸药相伍，使上焦风热得以疏散，肺气得以宣降，则表证解，咳嗽止。

本方从"辛凉微苦"立法，其配伍特点，一以轻清宣散之品，疏散风热以清头目；一以苦辛宣降之品，理气肃肺以止咳嗽。

银翘散与桑菊饮都是治疗温病初起的辛凉解表方剂，组成中都有连翘、桔梗、甘草、薄荷、芦根五药，但银翘散用银花配伍荆芥、豆豉、牛蒡子、竹叶，解表清热之力强，为"辛凉平剂"；桑菊饮用桑叶、菊花配伍杏仁，肃肺止咳之力大，而解表清热作用较银翘散为弱，故为"辛凉轻剂"。

第十二章　火热证病案举例

病例 1

王某，男，34 岁。2019 年 10 月 24 日就诊。

现病史：白天汗出，劳累、进餐、情绪激动时尤为严重，腋下尤甚，汗出如流水。夜间亦出汗，且常常浸湿被褥。烦躁，口渴，舌红苔微黄，脉洪大。

诊断：自汗。

辨证：阳明火热。

处方：白虎汤加减。

主要组成：生石膏 40g，知母 6g，生甘草 12g，粳米一把，浮小麦 30g。

一周后来诊，汗出大减，烦渴消失。

按语：阳加于阴谓之汗。汗出需要三个条件：阳气、阴液、阴阳道路通畅，汗不出及汗出异常均在此三者之间。此患者脉洪，烦渴，气分热盛，故诊断为气分热盛。处方选择白虎汤清气分热。腋下汗出尤盛、心烦，腋下极泉穴也，汗为心之液，故加浮小麦，一为敛汗，二为补心液，三为清热。

病例 2

籍某，女，18 岁。2018 年 10 月 24 日就诊。

现病史：感冒后发热恶寒，自服感冒药发热恶寒消失，然呕吐不止，来诊时亦呕吐两次，色黄泛酸。食欲差，口干但怕吐很少喝水，大便可。舌红苔微黄，脉沉而数有力。

诊断：呕吐。

辨证：热邪入胃。

处方：连苏饮。

主要组成：黄连 3g，苏叶 6g。3 剂，打碎装进茶饮包，代茶饮。

一剂呕吐止。

按语：此患者脉沉数，内有郁热，热在胃，加之又是感冒后出现，故判断是外邪入胃化热，胃热郁而上冲，故呕吐。故处方选择薛生白《湿热论》之连苏饮代茶饮用。此是胃热移肺，肺不受邪，还归于胃，呕恶不止，用黄连清热，苏叶通肺胃，分量轻者，以轻剂可治上焦也。

病例 3

胡某，男，64 岁。2022 年 1 月 4 日就诊。

现病史：自觉头晕头蒙，眼眶胀，血压 138/95mmHg，脉洪略数，有往上涌之感觉，舌红略有苔，唇暗。

诊断：眩晕。

辨证：阳明火热。

双侧商阳点刺放血后，头清目明，胀感消失。放血后洪脉脉力变弱，尺脉略旺，虚象显现，遂给予白虎加人参汤加生地、丹皮清血分之热，佐以滋阴制阳。

主要组成：石膏20g，知母15g，生甘草6g，粳米一把，生地25g，丹皮15g，人参10g。

此方加减治疗月余，症状消失，脉象缓和，停药。

按语：此患者主诉是血压高，脉洪略数，舌红，故病性定为热，洪脉加眼眶胀定位为阳明，故诊断为阳明火热。在手阳明大肠经的井穴点刺放血后症状改善明显，放血后脉象有所改变，虚象显现，且尺脉变旺，本身舌暗，故处方白虎加人参汤加滋阴活血清热之生地、丹皮。

病例4

朱某，女，77岁。2022年6月26日就诊。

现病史：患者于2022年5月30日在某院住院，诊断为梗阻性黄疸、糖尿病、高血压、壶腹部胰癌、贫血、低蛋白血症、肝功能异常、低钾血症、低钠血症。现症：心下支满，按之疼痛，面色微黄，舌红苔黄略腻，脉弦数稍硬。

诊断：黄疸。

辨证：湿热阻滞。

处方：蒿芩清胆汤加减。

主要组成：黄连 10g，郁金 10g，炒鸡内金 10g，茵陈 30g，青蒿 30g，枳实 10g，竹茹 20g，陈皮 10g，清半夏 12g，茯苓 15g。7 剂。

二诊时症状减轻，加石菖蒲、郁李仁清湿热。

三诊时脉象变硬，逐渐加滋阴药。

按语：此患者病情颇重，但症状较少，故分析只能靠脉象、舌象。弦数脉提示肝有热，略硬说明出现阴伤，蒿芩清胆汤以清肝胆之热为主，次之祛湿，一诊加茵陈、青蒿透散肝郁，清热祛湿，黄连加强清热，郁金行气解郁，加炒鸡内金促进饮食，先以清热祛湿透热为主。二诊热势减轻，阴伤逐渐变为主要矛盾，故滋阴药逐渐增多。

病例 5

王某，女，22 岁。2018 年 8 月 21 日来诊。

现病史：口腔溃疡，牙龈及舌等多处出现溃烂，疼痛难忍，因疼痛吃饭亦减少，头晕，左侧头痛，牙痛。大便偏干，小便黄，舌红苔黄，脉滑数。

诊断：口腔溃疡。

辨证：胃火炽盛。

处方：清胃散加减。

主要组成：黄连 12g，升麻 6g，生石膏 30g，淡竹叶

6g，当归 10g，生地 10g，丹皮 15g。7 剂。

二诊来时口腔溃疡及头痛头晕均痊愈，无不适。脉数有力，仍有火，故上方继服三剂。

按语：笔者在临床上将火热分为四种状态，即弛张、郁闭、聚集、结热。不同状态的火热传变治疗皆不同。火性炎上，多向上向外鼓荡气血，此时我们称之为弛张状态。这种状态下，火热保持了它的自然状态，外症与本质往往一致，因此在临床辨证中比较好判断。这种状态下，一方面热有外达之机，可以因势利导，以辛凉轻剂助其表散，但同时要注意热量的多少。热少时，透散可解，热多时，不可单用辛凉，恐有升焰之虞，当视其轻重，用苦寒直折或辛凉佐以苦寒之法。此时脉象往往出现浮长大等外现之象，可佐以判断，此时壮热汗出为主要依据。

郁闭，指火热被郁伏于内不得透发而形成的病理改变。火热被郁遏，不得流行游走，无透散之机，外无阳气而寒，内火郁遏而热甚，则上攻下窜而灾害生。五脏元真通畅是邪气解散的前提，当此之时，当以升降气机之品，祛其阻遏，展布气机，使郁伏于内之火得以透达发越而解。

聚集状态下，火热外达之势减，症状渐局限。此时，火热仍有炎上之性，攻冲不减。所以多见口糜、面赤等表现。这种热是临床最多见的，此时脉多滑数，我们主要以芩连剂治之。

结热，是热与有形之物相合，当治其有形之邪，与痰相合，当清热化痰，小陷胸汤、黄连温胆汤可参，与瘀相合，当逐瘀，与水相合当攻逐水饮。

本病案中，患者脉象滑数，火热为聚集之势。口腔溃疡，口腔处为阳明经环绕，故部位为阳明。处方清胃散以清阳明之热。方中以黄连清聚集之热，升麻散之清之，石膏清阳明之热，诸痛痒疮皆属于心，加淡竹叶去心火、利小便，使热从小便而出。溃疡出现说明有血分问题，生地、当归、丹皮清热活血。

病例 6

谢某，男，40 岁。2018 年 6 月 24 日就诊。

现病史：外感后左耳突然听不见声音，去医院检查无异常，遂来看中医。患者声音洪亮，舌红苔黄腻，脉弦濡而数，寸脉沉。

诊断：耳聋。

辨证：湿热蕴结于肝，阳气不升。

处方：泻青丸加减。

主要组成：龙胆草 8g，栀子 15g，羌活 8g，防风 8g，川芎 8g，当归 10g，升麻 6g，葛根 8g，黄芩 12g，茵陈 15g，柴胡 6g。

按语：《伤寒论》第 264 条记载有"少阳中风，两耳无所闻，目赤，胸中满而烦者"。此条为少阳中风出现耳聋。此患者为少阳湿热蕴结出现耳聋，部位一样，性质不一而已，故处方同中有异。

病例 7

陆某，男，22 岁。2019 年 4 月 18 日就诊。

现病史：腹泻半月余，每日腹泻四五次，水样便，面色苍白，说话中气十足，自觉小腹冷，曾服理中丸、四神丸等温阳止泻方，日渐严重。舌白苔腻，脉沉而躁数。

诊断：腹泻。

辨证：郁火。

处方：葛根芩连汤合四逆散。

主要组成：葛根 30g，黄芩 15g，黄连 12g，柴胡 12g，白芍 12g，枳实 10g，炙甘草 6g。7 付。

次日，患者电话告知腹泻已痊愈，问剩下的药是否继续服用，嘱其前来复诊，脉沉略数，前方继服。

按语：腹泻一症，因寒者多见，正如《伤寒论》所载理中汤、赤石脂禹余粮汤等，人所熟知也。火热亦有，如大承气汤之自利清水，泻心汤之下利不止等，人亦所知也，然此等火郁之证却鲜有知者。火热内伏，气机内闭，虽是里热，但外在表现为寒象，如小腹冷、怕冷等，所有寒冷之象均为火郁阳气不得温煦所致。辨证要点在脉，其脉必当沉而躁数，或沉而滑数。郁遏重者，脉亦可沉小迟涩，但必定有奔冲不宁之象，此为辨证要点。

病例8

刘某，女，55 岁。2008 年 11 月 2 日就诊。

现病史：素有哮喘，近日感冒后哮喘发作，现只能端坐呼吸，不能平躺，睡觉亦是，头部汗出严重，心烦，大便干。舌红苔黄，脉洪大。

诊断：哮喘。

辨证：阳明热盛。

处方：白虎汤。

主要组成：石膏 50g，知母 15g，生甘草 12g，粳米一把。7 剂。

二诊喘大减，汗止，大便正常，脉变和缓微硬，处以滋阴清热药调理。

按语：后世概括白虎汤四大症：大热、大渴、大汗、脉洪大，此四症具备用白虎汤断然无错，然临床中四症齐见者极少。笔者以为，四症之中以脉洪大为必备的主症，其余三症或有或无均可，只要脉象是洪大的，处以白虎汤断然无错。在临床实践中，凡遇到脉洪大之象，处以白虎汤加减，均有疗效，然临床中需据其兼症不同，加减不同。此患者虽表现为哮喘但脉象洪大，且汗出、心烦，故处以白虎汤。

病例 9

卢某，男，40 岁。2022 年 7 月 9 日就诊。

现病史：大便一日 10 次左右，工作时经常去卫生间，工作和生活受到严重影响。虽便频但不稀，紧张时尤甚。舌红苔厚，脉沉弦濡数。

诊断：腹泻。

辨证：肝热湿阻，疏泄太过。

处方：白头翁汤加减。

主要组成：白头翁 30g，黄连 10g，黄柏 10g，秦皮 10g，槟榔 10g，当归 15g，肉桂 6g，木香 6g。7 剂。

二诊大便正常，脉象和缓。停药

按语：《伤寒论》第 371 条，"热利下重者，白头翁汤主之"；第 373 条 "下利，欲饮水者，以有热故也，白头翁汤主之"。其主诉均为热利，故现在医家多用其治疗热利，笔者将其看成治疗肝热的一个方子，湿热亦可，而且白头翁无风而摇，禀甲乙之气，透发下陷之邪，使之上出，故气郁亦可用之，

此患者脉濡数、苔厚，湿热无误，但沉弦之象又显示出其有气机郁滞，故以白头翁汤为主，清热燥湿透发，沉象明显，郁滞偏重，故合芍药汤之槟榔、当归、肉桂、木香行气活血。

病例 10

孙某，女，8 岁。2008 年 10 月 3 日就诊。

现病史：患儿下午 3 点开始发热，体温 39.5℃，手脚冰凉，头痛，恶心，流清涕，大便今日未下，昨日偏干。舌红苔白，脉沉而躁数。

诊断：发热。

辨证：郁热。

处方：新加升降散。

主要组成：蝉蜕 6g，僵蚕 6g，姜黄 10g，大黄 4g，淡豆豉 12g，栀子 6g，连翘 12g，薄荷 6g。2 剂，颗粒剂，冲服。嘱咐 1 袋分 2 次，2 小时 1 次，如不发汗可继续服用，出汗则停。

晚上 8 点，家长电话告知已经服完一剂，全身发汗，体温已经降至 38℃，仍未大便，微有头痛。嘱其继续服药即可。次日，家长主动告知晚上 12 点汗出增多，体温降至 37℃，症状全消。

按语：火郁，指火热郁伏于内，不得透发而形成的病理改变。火热郁遏，不得流行游走，无透散之机，外无阳气而寒，内火郁遏而热甚，则上攻下窜而灾害生。五脏元真通畅是邪气解散的前提，当以升降气机之品，祛其阻遏，展布气机，使郁伏于内之火得以透达发越而解。

脉为沉而躁数，或沉而滑数，郁遏重者，脉亦可沉小迟涩，但必定有奔冲不宁之象，此为辨证要点。沉为气血不能外达而致，此沉可有两种原因：一是正虚，气血无力外达；二是邪阻，瘀血、痰湿、七情、外感六淫等阻滞气血不得外达，此沉必按之有力。躁数正是正气与邪相抗衡，火郁不得外达所致。

病例 11

田某，男，65 岁。2022 年 6 月 18 日就诊。

现病史：恶心频作，食欲下降，头晕，难以正常行走，须有人看护，大便正常。舌红苔根腻，脉滑数有上涌之势。

诊断：眩晕。

辨证：痰热阻滞。

处方：黄连温胆汤加减。

主要组成：黄连 10g，清半夏 12g，陈皮 10g，茯苓 15g，枳实 10g，竹茹 20g，胆南星 10g，蒲公英 30g，瓜蒌 30g，大黄 10g。7 剂。

二诊头晕、恶心大减，脉仍滑数，上涌之势稍减。遵上方。

共以上方加减 4 次，患者症状全消，脉象和缓，停药。

按语：此患者脉滑数苔腻，痰热无疑，但脉象有上涌之势说明热势明显。按五步法定虚实、性质、部位、兼夹，最后需要定其气机。此患者气机上涌，故治疗须向下，其为痰热相结合，仅清热难以速效，正如《温热论》中讲或透风于热外，或渗湿于热下，不与热相抟，势必孤矣。故当诊断明确，其为实证，痰热阻滞，影响脾胃，且热势上涌之后，给予黄连温胆汤清热化痰，加胆南星、瓜蒌、大黄涤痰并且给痰以出路，配伍枳实、竹茹使痰热从阳明大肠而出，蒲公英加强清热之力。此方中以祛痰为主，正是叶天士所说的让其不与热相抟，让热成孤热。

病例 12

崔某，男，60 岁。2022 年 5 月 15 日就诊。

现病史：头晕，不能自持，每日频发十多次，呕吐恶心，食不下，左侧肢体麻木，眼中重影。大便黏腻不爽。舌红苔厚腻，脉弦滑数。

诊断：眩晕。

辨证：湿热阻滞少阳。

处方：黄连温胆汤合祛湿化浊之品加减。

主要组成：黄连 10g，清半夏 12g，枳实 10g，竹茹 20g，石菖蒲 10g，藿香 10g，佩兰 10g，陈皮 10g，芦根 15g，黄芩 10g。7 剂。

二诊呕吐、左侧肢体麻木、大便黏腻均消失，头晕、恶心大减，眼中仍有重影。脉象转滑数，舌苔转腻且只是舌根腻，处方黄连温胆汤中化湿药减少，清热化痰药增加。

如此随其变化加减治疗 7 次，症状全消，脉象和缓略有弦象。嘱咐停药。

按语：对于痰热多用黄连温胆汤治疗，效果满意，此患者亦不例外。脉滑数、苔厚腻，痰热无疑，而且脉弦，出现左侧肢体麻木，阻滞少阳，影响气血运行，大便不爽，说明痰浊偏重，故加石菖蒲、佩兰、藿香等祛湿化浊之品。

病例 13

董某，男，13 岁。2022 年 5 月 21 日就诊。

现病史：昨夜吐泻后腹部疼痛难忍，就诊时，身体缩成弓状，双手捂腹。现腹泻，一日大便三四次，偏稀，因疼痛导致食欲下降，舌红苔黄，脉滑数。

诊断：腹泻。

辨证：脾阳虚，湿热阻滞。

处方：半夏泻心汤加白芍合薏苡败酱散。

主要组成：枳实 15g，白芍 12g，清半夏 12g，黄连 6g，黄芩 10g，干姜 6g，薏苡仁 30g，炙甘草 6g，大枣 10g，党参 10g，败酱草 18g。7 剂。

二诊疼痛大减，腹泻减轻，脉象仍滑数减，遵上方加减。

三诊症状全消，脉象和缓减，停药，静养恢复即可。

按语：湿在上焦，若中阳不虚者，必始终在上焦，断不可能内陷；或因中阳本虚，或因误伤于药，其势必致内陷。湿之中人也，首如裹，目如蒙，热能令人昏，故神志如蒙，此与热邪直入心包谵语神昏有别。里虚故用参护里阳，白芍以护真阴；湿陷于里，故用干姜、枳实之辛通；湿中兼热，故用黄芩、黄连之苦降。此邪已内陷，其势不能还表，法用通降，从里治也。

病例 14

尹某，男，34 岁。2022 年 6 月 4 日就诊。

现病史：身起红疹，瘙痒，昼轻夜重，夜间瘙痒难耐，导致难以入睡，十分痛苦。大便正常，纳可。就诊时谈到红疹痒痛，满面愁容。曾服用中药两月有余，症状未明显改善，寐欠安，舌红苔腻，脉濡滑数。

诊断：湿疹。

辨证：湿热阻滞，已入血分。

处方：薏苡竹叶散加凉血散血之品。

主要组成：薏苡仁 30g，淡竹叶 6g，通草 6g，柴胡 12g，黄芩 10g，清半夏 12g，玄参 10g，生地 20g，茵陈 10g。7 剂。

二诊红疹已不起，身痒减轻，脉濡滑数，舌红苔腻，仍遵上方加减治疗，如此治疗一个半月方才痊愈。

按语：薏苡竹叶散记载于《温病条辨》中焦篇，为湿热郁于经络脏腑所设。方中有祛脏腑湿热的竹叶、豆蔻、茯苓、通草，有祛经络之湿热的滑石、连翘、薏苡仁。其郁于孙络毛窍表现为身起疹。此患者脉象濡滑数，身痒，起红疹，与薏苡竹叶散有相似之处，均为湿热之邪阻滞经络，加柴胡、黄芩、半夏以增强其清三焦湿热之力。值得注意的是，其痒昼轻夜重、舌红等说明湿热在内，邪入血分，故加清热凉血散血的生地、玄参、茵陈等入血分清其湿热。

病例 15

邢某，女，71 岁。2022 年 7 月 18 日就诊。

现病史：头昏蒙，耳内有堵塞感，大便少而干，晨起口苦，口干，疲乏无力，腿抖动不能自控，耳聋。舌红苔可，脉弦细滑稍数。

诊断：耳聋。

辨证：肝郁有热。

治法：清热疏肝。

处方：朱砂安神丸合四逆散。

主要组成：当归 15g，黄连 10g，炙甘草 6g，生地 20g，黄芩 10g，枳实 10g，柴胡 12g，白芍 15g。7 剂。

二诊整体减轻但仍有症状，脉象见缓，仍以上方加减变化。

患者共治疗 5 次，脉缓症消，停药。

按语：朱砂安神丸在《内外伤辨惑论》中用治脾胃气虚，不能升浮，为阴火伤其生发之气，荣血大亏，荣气不营，阴火炽盛，是血中伏火日渐煎熬，血气日减，心包与心主血，血减则心无所养，致使心乱而烦，病名曰悗。悗者，心惑而烦闷不安也，故加辛甘微温之剂生阳气，阳生则阴长。或曰：甘温何能生血？曰：仲景之法，血虚以人参补之，阳旺则能生阴血，更以当归和之。少加黄柏以救肾水，能泻阴中之伏火。如烦犹不止，少加生地黄补肾水，水旺而心火自降。如气浮心乱，以朱砂安神丸镇固之则愈。方中以黄连之苦寒，祛心烦、除湿热为君。以甘草、生地黄之甘寒，泻火补气，滋生阴血为臣。以当归补其血不足。朱砂纳浮溜之火而安神明也。

此患者脉细滑数，症状以苦干为主，故辨证为火热伤阴，脉弦提示气郁有化火之象，腿抖动不能自主乃火热伤阴，阴血不能濡养筋所致，故以朱砂安神丸清热养血，四逆散疏肝。

病例 16

温某，男，42 岁。2022 年 5 月 28 日就诊。

现病史：自觉气短，头昏，且晨起关节僵硬，难以伸展，严重影响生活和工作。舌红苔黄腻，脉弦濡数。

诊断：痹证。

辨证：肝经湿热阻滞。

处方：龙胆泻肝汤加减。

主要组成：龙胆草 10g，枳实 10g，泽泻 15g，黄芩 10g，炙甘草 6g，车前子 10g，当归 15g，生地 20g，木通 10g，柴胡 12g，茵陈 20g。7 剂。

二诊症状均大减，脉象滑数中见和缓之象，故减去疏肝之药而祛痰化湿清热之药加量。

三诊已无不适，脉象和缓略有滑象。继续服用 3 剂后停药。

按语：虽自觉气短，但脉象实而有力，故按实证处理，脉濡数、苔腻，为湿热阻滞，脉弦定位为肝，故诊断为肝经湿热阻滞，且影响筋，出现关节屈伸不利，故用龙胆泻肝汤清泻肝经湿热，而且茵陈、柴胡能疏达气机，湿邪困阻气机，气机疏达，则湿邪不聚易除。

病例 17

唐某，男，31 岁。2022 年 6 月 2 日就诊。

现病史：睡眠较浅，稍有动静易醒，夜梦多，腰酸，劳累后加重，房事时间短。舌红苔薄白，脉弦数尺弱。

诊断：不寐。

辨证：心肾不交。

治法：清心火，补肾阴，交通心肾。

处方：黄连阿胶汤加减。

主要组成：黄连 10g，黄芩 10g，阿胶 10g（烊化），生地 15g，白芍 15g，鸡子黄 1 个（冲服）。7 剂。

二诊睡眠改善，脉尺弱明显，故改为补肾滋阴为主。

按语：黄连阿胶汤为泻南补北之代表方，是治疗水亏火旺的常用方，脉一般为阳旺阴弱。

临证中，阳旺阴弱有五种情况，需要鉴别处理。

（1）阳旺有力，阴脉细数，而且见虚热之症，此为水亏火旺，当泻南补北。

（2）阳旺洪大，阴脉细数，乃水亏上热，其上热乃气分热盛，为无形之热，当宗玉女煎法。

（3）阳旺而阴脉沉数者，乃郁火上冲，当清透郁热，宗升降散法。

（4）阳旺而按之无力，阴脉细数，此乃阴虚不能制阳，虚阳上浮，当宗三甲腹脉汤法，滋阴潜阳。

（5）阳旺而按之无力，阴脉细数无力，乃下焦阴寒太盛，格阳于上，当宗通脉四逆加猪胆汁汤法，或者吴茱萸加四逆汤法，引火归原。

病例 18

孟某，男，40 岁。2022 年 7 月 25 日就诊。

现病史：胃中胀满多年，曾服用行气消胀、破气消胀、清热等药均无效，现胁下胀满，胃部嘈杂，舌尖红苔薄白，脉细数。

诊断：胃胀。

辨证：心火旺，肾水亏。

治法：清心火，补肾水。

处方：连梅汤。

主要组成：黄连 10g，乌梅 10g，麦冬 20g，生地 10g，阿胶 10g。7 剂。

二诊症状大减。原方再服用一周停药。

按语：此方与黄连阿胶汤十分类似，均为治疗阳旺阴虚之剂。按五步法分析，其性质一样，但量不一样，且部位有异。黄连阿胶汤其阳旺程度要更重一些，故以黄芩、黄连清热，而连梅汤只用一味黄连，连梅汤证其阴虚程度要更重一些，故以乌梅、麦冬、生地、阿胶滋阴生津，而黄连阿胶汤只用鸡子黄、白芍、阿胶来滋阴。此外，黄连阿胶汤在《伤寒论》少阴病篇记载："少阴病，得之二三日以上，心中烦，不得卧，黄连阿胶汤主之。"由此可见，其主入少阴心肾。连梅汤在《温病条辨》下焦篇中记载："暑邪深入少阴消渴者，连梅汤主之，入厥阴麻痹者，连梅汤主之；心热烦躁神迷甚者，先与紫雪丹，再与连梅汤。"故其除少阴外还入厥阴肝，临证需注意体会。

病例 19

张某，女，66 岁。2022 年 7 月 18 日就诊。

现病史：检查发现右肺中叶磨玻璃密度结节、右肺下叶微小结节、左肺下叶肺大泡。现症状：咳嗽、后背痛，舌淡红苔薄白腻，脉滑数。患者有糖尿病史。

诊断：咳嗽。

辨证：痰热阻滞。

治法：清热化痰散结。

处方：黄连温胆汤加减。

主要组成：黄连 10g，枳实 10g，竹茹 20g，陈皮 10g，清半夏 12g，瓜蒌 18g，玄参 10g，浙贝母 10g，茯苓 15g，猫爪草 18g。7 剂。

上方加减治疗半年有余，症状全消，检查肺中结节全消。

按语：第一步辨虚实，脉滑数有力，为实证；第二步辨性质，脉滑数，苔腻，诊断为痰热；第三步辨部位，症状在肺，故定位为肺。给予黄连温胆汤清热化痰，加化痰散结之品，其中猫爪草散肺中结节效果良好，时常用至 90～120g，均收获良好效果。

病例 20

王某，女，66 岁。2022 年 7 月 18 日就诊。

现病史：右侧头痛难忍，每次痛发都想以头撞墙来缓解疼痛。近日，头痛愈发严重，发作愈发频繁，西医诊断为三叉神经痛，服用止痛药无效，遂来求诊。舌红苔黄，脉沉弦细数。

诊断：头痛。

辨证：肝胆郁热。

治法：清散郁热。

处方：升降散加减。

主要组成：姜黄 8g，大黄 4g，僵蚕 8g，蝉蜕 12g，栀子 8g，桑叶 12g，龙胆草 12g。7 剂。

二诊头痛缓解，频率减低。共以上方加减治疗 3 次，症状消失，停药。

按语：火郁之证，因其郁，故不得炎上，火之性受到郁遏，必攻冲，于上者可出现头痛、耳鸣、耳聋、咽痛、面肿等，于下可出现腹胀、下利、便秘、崩漏等，临床症状复杂多变。其诊断关键在于脉象，脉沉而躁数，沉为气血不能外达而致。此沉可有两种原因：一是正虚，气血无力外达；二是邪阻，瘀血、痰湿、七情、外感六淫等阻滞气血不得外达，此沉必按之有力。躁数正是正气于邪相抗衡，火郁不得外达所致。

病例 21

李某，女，60 岁。2022 年 8 月 7 日就诊。

现病史：害怕与人交流，睡眠欠佳，服用艾司唑仑方可睡 3 小时左右，头痛，心烦，健忘，舌红苔薄黄，唇暗红，脉沉而躁数，两寸尤甚。

诊断：不寐。

辨证：郁热扰心。

治法：清透郁热。

处方：新加升降散。

主要组成：僵蚕 10g，蝉蜕 6g，姜黄 6g，大黄 4g，淡豆豉 12g，栀子 6g，连翘 12g，薄荷 10g。7 剂。

二诊时已可停西药而睡 5 小时，头痛大减，心烦减轻，原方继服 7 剂。

三诊时已经正常，唯有忘事，脉象和缓见尺弱，改为补肾滋阴之品。

按语：火郁发之，凡火郁者须给邪以出路，使郁火从内透达于外而解，切记太过寒凉，以至于冰伏气机，使郁滞更重，治疗时应该祛其阻滞，展布气机，清透郁火。升降散为常用之方，栀子豉汤更为辛开苦降之祖方，二者相合升清降浊，加连翘、薄荷清透之力更强。

病例 22

李某，男，9 岁。2019 年 10 月 9 日初诊。

现病史：在学校和同学做游戏时大汗淋漓，后进食冰饮之品。放学回家后，出现发热、头痛、咽痛、腿痛、少气懒言，平素手脱皮。舌红苔薄白，脉濡数减关旺。

诊断：发热。

辨证：湿热阻滞。

处方：薏苡竹叶散加减。

主要组成：蚕砂20g，北柴胡12g，黄芩片10g，滑石10g，薏苡仁30g，羌活7g，淡竹叶6g，炒牛蒡子15g。3剂，水煎服。

服药第二天发热消失，现仅剩咽痛、乏力，脉弦数稍减，舌红苔薄黄，处方小柴胡汤加减。

主要组成：北柴胡12g，黄芩片10g，清半夏12g，党参10g，炙甘草6g，生姜6g，大枣10g，熟地黄20g，麦冬20g。7剂。

三诊症状全消，脉已变和缓，停药。

按语：关于热的概念，中西医有别。中医之热，是指一组特异症状，如身热、烦躁、口渴、面赤、溲赤、便干，舌红、苔黄，脉数等，体温或高或不高。西医是以体温为标准。中西医关于热的概念虽有区别，但亦有重叠。中医因外感引发的热证，一般体温亦高，内伤发热亦有体温高者。《内经》曰："阳盛则热。"所有的发热，皆依此而解。当然，这种阳盛，可分虚实两大类，即实热与虚热。热的来源，分为外感与内伤两大类。所以治疗发热总体思路是分虚实两大类：发热而脉实者，属实热，以祛邪为主，虚热者，以扶正为主，还有虚实夹杂的，则祛邪扶正，两相兼顾。此患者为虚实夹杂，湿热为重之证，其脉濡数属湿热，减为气虚，关旺证明脾胃湿热郁阻。《温病条辨》曰："湿郁经脉，身热身痛，汗多自利，胸腹白疹，内外合邪，纯辛走表，纯苦清热，皆在所忌，辛凉淡法，薏苡竹叶散主之。"

此为湿热之邪在经脉、脏腑。湿停热郁之证，主以辛凉解肌表之热，辛淡渗在里之湿，使表邪从气化而散，里邪从小便而驱，双解表里之妙法也。加羌活以解头痛，柴胡、黄芩以通少阳，牛蒡子以透热解咽痛。二诊脉变为弦数减，为少阳脉，故以小柴胡汤和解少阳，加熟地、麦冬以滋阴。

病例 23

辛某，男，28。2019 年 9 月 7 日就诊。

现病史：患者经常洗完头就睡觉，久而久之，出现头痛，尤其是睡醒后头痛持续大约 1 小时，心情不佳时头痛加重，开车时长时间头痛，注意力集中就出现头痛，反复发作迁延不愈，心境每况愈下。舌淡暗苔白，脉滑数。

诊断：头痛。

辨证：痰热阻滞。

处方：羌活 15g，防风 12g，川芎 20g，升麻 12g，柴胡 6g，炙甘草 6g，黄连 12g，黄芩 15g。

二诊反馈头痛仍然有，但由睡醒后 1 小时长痛，变为偶尔头痛，开车时间长则头痛。原方继服。

三诊头痛消失，脉象平和，停药。

2020 年 5 月 12 日随访，头痛未犯。

按语：张景岳认为，暂病头痛，有表邪，治宜疏散，最忌清降；有里邪者，此三阳之火炽于内，治宜清降，最忌升散。其以表里论，其说内郁之火，得升而愈炽也，为忌。但颠顶之上湿热郁火，久而难除，不得不用川芎、柴胡、防风、羌活等风药胜湿，载黄连、黄芩等苦寒之品达颠以清热燥湿，另外散郁火也，如此可一击而中。故久而不愈之湿热头痛是因部位问题而难以根除，正如汪昂在《医方集解》中所说，颠顶之上，唯风药可到也。

病例 24

邢某，男，35 岁。2019 年 9 月 4 日就诊。

现病史：两天前和同事吃火锅、喝啤酒，酣畅淋漓，骑电动车回家的路上受凉。平素感冒睡一觉便好，谁料这次越来越严重。现症：耳痛，关节痛，发热，寒战，往来寒热，舌红苔白腻，脉弦濡数减。

诊断：感冒。

辨证：少阳郁滞，湿热内蕴。

处方：柴平汤加减。

主要组成：柴胡 12g，黄芩 15g，清半夏 15g，党参 12g，大枣 10g，生姜 10g，炙甘草 8g，陈皮 12g，厚朴 15g，苍术 12g，元胡 12g，板蓝根 15g。7 剂，水煎服。

二诊来时症状全消，脉象微弦数，继服3剂小柴胡汤后停药。

按语：伤寒三阳病证，热型各不同，太阳病为寒热并作，阳明病为但热不寒，少阳病为往来寒热。所以，往来寒热为少阳病具特征性之热型。

为什么出现往来寒热？仲景云："正邪分争，往来寒热"，正与邪争则热，正与邪分则寒。正气为何与邪有分有争？这取决于正气的强弱。正气强，与邪相争而热；正气虚，不能胜邪，战之馁怯而退，邪气盛则寒。待正气蓄而强，复出与邪争，则又热；战而不胜，再退则再寒，于是寒热往来反复出现，一日可数次，乃至一二十次。

少阳病之寒热往来特点是先寒后热，不同于内伤杂病中先热后寒者。内伤杂病中，由于正气虚弱，阳气浮动而阵发烘热，热后汗出而身冷。阴虚者，阴不制阳而阳易动，当烦劳、情绪波动，或昼夜阳升之时，阳气浮动而烘热，如火热烘烤状，周身躁热，伴面赤、心烦。热后汗出，阳随汗泄，周身又觉飒冷，一日可数作。气虚者，烦劳则气浮，气浮而热，热则汗出，汗则阳气衰而寒，张锡纯所云之大气下陷病者，即见寒热往来一症。血虚者，气无依恋而且易动，气动则热，继之而汗、而寒。阳虚者，虚阳亦可升动，当烦劳、焦虑时，亦可扰动浮阳而见热、汗、寒。张锡纯论肝虚而脱者，亦有寒热往来一症。

其他，如疟之寒热往来，热入血室之寒热如疟，湿热蕴阻之寒热往来，肝胆郁热之寒热往来，邪伏募原之寒热往来，奔豚之寒热往来，均可视为少阳病之变证，皆可依小柴胡汤法治之。至于《伤寒论》小汗法之寒热如疟，是寒热并作，一阵寒热，一阵缓解，交替出现，其状如疟，乃太阳表证，而非少阳证。

此患者脉弦减，往来寒热，可断少阳郁滞，正邪相争，脉濡数、苔白腻、关节痛，说明伴有湿热阻滞，故初诊以柴平汤疏解少阳、燥湿，加板蓝根清热、元胡行气开郁。

病例 25

赵某，男，15 岁。2019 年 4 月 7 日就诊。

现病史：平素体质偏弱，易感冒。本次因家人感冒被传染，发热，输液 3 天、服药 3 天未效，且愈发严重，仍反复低热，乏力，不欲饮食，咳嗽，有痰，舌淡红苔薄白，脉弦减。

诊断：发热。

辨证：气虚，卫外不固。

处方：补中益气汤合理阴煎。

主要组成：黄芪 15g，白术 12g，陈皮 6g，升麻 6g，柴胡 8g，党参 15g，炙甘草 8g，当归 12g，熟地 12g，干姜 6g，肉桂 3g。3 剂，水煎服。

二诊热退，现仍有痰而咳，鼻塞流涕，脉弦减，仍以上方加辛夷 12g、白芷 8g、前胡 12g。

三诊感冒已好，体力增强，继续巩固一周，给予补中益气汤合理阴煎。

按语：《内经》对发热云："阳胜则热。"这种阳盛可分为虚实两种，临证应首分虚实。发热而脉实者，属实热，以祛邪为主，此邪包括了外感六淫、七情、气血痰食瘀等；发热而脉虚，属虚热，包括阴阳、气血、津精液等，以扶正为主；还有虚实夹杂者，则扶正祛邪，两相兼顾，求其阴阳平和。

虚热者，包括气虚、血虚、阴虚、阳虚等。

气虚者，阴火动，君火不明，相火代之，已虚之气浮动而为热。此种热可仅为自觉症状，亦可体温高；体温可为低热，亦可呈高热，反复发作；可持续数月，乃至数年。此热，必伴脉虚及气虚之见症，法当甘温除热。

血虚者，气失依恋，气浮动而为热。除血虚不濡、不荣之见症外，必与气虚之症并见，法当益气养血。

阳虚者，阴寒内盛，格阳于外而为热，此即阴盛格阳，或真寒假热，或称龙雷火动。此热，可为自觉症状，亦可为高热，体温可高达 40℃ 以上，持续数日、数月。

此热，不可水灭，不可直折，当引火归原。

阴虚者，因阴虚不能制阳，阳气浮动而为热，其特点为暮热早凉，五心烦热，骨蒸潮热，伴阴虚之见症，法当滋阴潜阳。此热，可仅为自觉症状，亦可体温高。

《金匮要略·血痹虚劳病脉证并治》曰："脉弦而大，弦则为减，大则为芤，减则为寒，芤则为虚，虚寒相搏，此名为革。妇人则半产漏下，男子则亡血失精。"《金匮要略·腹满寒疝宿食病脉证》曰："腹痛脉弦而紧，弦则卫气不行，即恶寒，紧则不欲食，邪正相搏，即为寒疝。寒疝绕脐痛，若发则白津出，手足厥冷，其脉沉紧者，大乌头煎主之。"

此两者均有弦脉，一为虚一为实，其不论虚实均为卫气不行，使经脉失于温煦而拘为弦。笔者临床体会，脉减之力量在有力无力中间，代表虚，其弦而减代表卫气虚，卫外不固，故用补中益气汤加减。二诊热退，只剩鼻塞流涕，咳嗽有痰，故加辛夷、白芷辛散通窍，前胡止咳。三诊症状全失，故去辛夷、白芷、前胡。

病例 26

岳某，男，32 岁。2019 年 5 月 12 日就诊。

现病史：工作原因经常加班熬夜、喝酒，血压为 150/88mmHg，西医诊断为高血压，建议服用降压药，但患者不想服用西药，于是来就诊。现症：头晕，大便黏腻，舌红苔白腻，脉濡滑数。

诊断：眩晕。

辨证：湿热阻滞，肝气不舒。

处方：化肝煎合葛根芩连汤加减，加茵陈、青蒿。

主要组成：青皮 10g，陈皮 12g，白芍 10g，栀子 6g，泽泻 15g，浙贝母 12g，葛根 15g，黄连 6g，黄芩 12g，茵陈 20g，青蒿 20g。

二诊：头晕减轻，血压下降。

《伤寒论》曰："伤寒胸中有热，胃中有邪气，腹中痛，欲呕吐者，黄连汤主之。"

《湿热论》曰："湿热证，呕吐清水，或痰多黏腻，湿热内留，木火上逆。宜温胆汤加瓜蒌、碧玉散等味。"

黄连汤所治是痰热停于心下胃口，肝木因而郁滞，故在半夏泻心汤的基础上加一味桂枝来疏肝解郁。

温胆汤加瓜蒌、碧玉散治湿热阻滞肝木郁而化热，故用温胆汤祛湿清热，碧玉散清肝热、祛湿。

由此可知湿热阻滞，气机受阻，而肝主疏泄，因而易导致肝木郁滞，日久则会产生郁火，再严重则会灼伤肝血。临证需要仔细分辨。

此患者脉濡滑数、苔腻，湿热明显，湿热阻滞气机影响肝气舒畅，从而导致肝气郁滞，故以茵陈蒿汤加减清热祛湿，葛根、黄芩、黄连升清降浊，化肝煎疏肝利湿清热，共奏祛湿清热疏肝之效。

病例 27

范某，女，47 岁。2019 年 9 月 5 日就诊，

现病史：近来心情不佳，口干口苦，复感外邪。现症：不思饮食，腹部胀满，大便正常，流涕，咽痒，咳嗽，舌红苔可，脉沉弦数。

诊断：感冒。

辨证：热郁外感。

处方：柴胡饮加减。

主要组成：柴胡 12g，黄芩 15g，白芍 10g，生地10g，陈皮 12g，连翘 12g，防风 10g，金银花 12g，炒牛蒡子 15g。

二诊微有咳嗽，脉沉数，舌红苔根厚，处方银翘马勃散。

三诊痊愈，停药。

按语：患者主要症状是流涕、咽痒、咳嗽，一派外感症状，然脉却是沉弦数，何以解？沉为里，沉弦为郁滞在里，沉弦数为热郁在里。热郁在里为何会出现流涕、咽痒、咳嗽？热郁在肺，可以出现这些症状，但脉必不会均为沉弦数，应为寸脉独异，此患者寸关尺均为沉弦数说明热郁在里并不是某个具体的部位，又出现外感症状，说明热郁在里，营卫出入受到影响，顾护肌表的功

能失常，故受到外邪，应辨证为热郁外感。从症状看此外邪应为风热之邪，出现外在的热象，故用柴胡饮，方中柴胡、陈皮疏散气机，生地、黄芩清理郁热，白芍滋阴通营，另加连翘、防风、牛蒡子、金银花疏散外邪，宣透郁热。

二诊症状皆除，只有轻微咳嗽，证明一诊辨证正确。脉变为沉数，证明郁已除，沉数为里热，症状为咳嗽，部位为咽喉。故用银翘马勃散，连翘、银花、牛蒡子清热透热，射干、马勃清喉中之热。

病例 28

马某，女，30 岁。2022 年 7 月 18 日就诊。

现病史：患者因与丈夫不和，经常吵架，精神紧张易怒，烦躁难寐，经常口出秽语，对陌生人亦然，尤对其丈夫，一见其人则情绪暴躁，秽语相向，曾入精神病院治疗，效果不显。舌红苔白，脉沉滑数。

诊断：癫狂。

辨证：痰热阻滞，郁火扰心。

处方：升降散加清热化痰之品。

主要组成：僵蚕 15g，蝉蜕 10g，姜黄 15g，大黄 6g，栀子 12g，淡豆豉 15g，瓜蒌 30g，枳实 12g，石菖蒲 15g，天竺黄 12g，竹茹 15g。7 剂。

二诊患者情绪相对稳定，已不对陌生人发火，仍按上方加减治疗，共服月余，情绪稳定，已能正常生活，停药。

按语：脉滑数为痰热，脉沉说明气机郁滞，痰热阻滞，出现郁火，痰热郁火扰心，出现狂躁、失眠，故以升降散加清热化痰之品治疗。

病例 29

高某，男，36 岁。2019 年 6 月 2 日就诊。

现病史：患者嗜酒如命，今日出现饮酒后心慌疲惫，目疲，晨起眼干涩而酸楚，特来就诊。舌红苔黄腻，脉滑数。

诊断：心悸。

辨证：痰热阻滞上焦。

治法：清热化浊。

处方：黄连温胆汤合瓜蒌薤白半夏汤去生姜。

主要组成：黄连 12g，茯苓 20g，陈皮 6g，清半夏 15g，炙甘草 6g，枳实 12g，竹茹 15g，大枣 10g，瓜蒌 30g，薤白 10g。7 剂。

二诊时心慌感消失，目疲惫、目干酸楚均有所减轻，脉滑数，仍遵上方，去薤白。

三诊时脉转弦数，处以小柴胡汤。

四诊痊愈。

按语：第一步辨虚实，脉滑数有力，为实证；第二步辨性质，脉滑数、苔腻，诊断为痰热；第三步辨部位，症状多在上焦，故定位上焦。故处方黄连温胆汤清热化痰，合瓜蒌薤白半夏汤宽胸涤痰，通阳散结。诊断一步步来，把握其证，因证处方，故而有效。

病例 30

张某，女，42 岁。2019 年 7 月 22 日来诊。

现病史：面容愁苦，脘腹胀满，胸闷，经常拍打腹部方得舒，大便不畅，便干，月经推迟一月未来，舌红有裂，脉沉滑数。

诊断：便秘。

辨证：热阻阳明。

治法：清热通腑。

处方：半夏泻心汤合增液汤加减。

主要组成：清半夏 15g，黄连 12g，黄芩 15g，枳实 12g，炒苦杏仁 12g，玄参 20g，生地 30g，麦冬 20g。7 剂。

二诊脘闷大减，大便通畅，脉滑数，仍遵上方，滋阴药减量。

三诊月经来潮。总以上方加减，治疗月半有余，基本痊愈。

按语：据胀满便干、脉滑数可知是痰热阻滞，与《温病条辨》中焦篇第 39 条相似，故给予半夏泻心汤去人参、干姜、大枣、甘草，加枳实、炒苦杏仁。胀闷、便干，痰浊阻滞也，故以半夏、枳实开气分之湿热，黄连、黄芩开气分之热结，杏仁开肺与大肠之气痹，去干姜者畏其热也，去人参、甘草、大枣者畏其助湿作满也。所不同者，舌红干裂提示兼有痰热伤阴液，故合增液汤滋阴润燥。

病例 31

张某，女，30 岁。2019 年 8 月 22 日就诊。

现病史：一周前因吹空调睡觉，醒后发热，体温38.5℃，咳嗽，咽痛，自服感冒药好转。今天又出现发热、恶寒，且出现关节痛，实验室检查抗链球菌溶血素"O"为 1∶800，诊断为风湿热。现症：身热，39℃，口渴但不欲饮，腰以上汗出多，两膝关节红肿疼痛，表皮温度高，舌干苔白，脉洪数。

诊断：痹证。

辨证：热痹。

处方：白虎加桂枝汤加减。

主要组成：生石膏 30g，知母 12g，生甘草 12g，粳米一把，防己 15g。7 剂。

二诊已不发热，关节疼痛消失，红肿减轻，原方3 剂。

三诊，症状全消，实验室检查正常，停药。

按语：现在多知《内经》"风寒湿三气杂至，合而为痹"，故临床多见大夫用乌头剂、附子剂，但热留关节，也可壅滞气血，出现痹证疼痛。在《金匮要略》中，白虎加桂枝汤主要治疗温疟，其症状会有肢节烦疼，故用白虎汤清热、桂枝通经。热痹用桂枝恐有助阳化热之虑，故改为防己。

病例 32

屈某，女，32 岁。2022 年 4 月 6 日就诊。

现病史：喑哑近无声，询问有无下火药。脉略滑，沉取无力，尺脉犹弱，遂告知其不是上火是肾亏。又问腰腿有无异常，告知腰痛，揉按其照海穴 2 分钟，其感知咽部有好转，针照海穴。

诊断：喑哑。

辨证：阴虚相火上犯。

处方：一阴煎加减。

主要组成：玄参 12g，生地 20g，熟地 10g，麦冬 12g，川牛膝 12g，白芍 15g，生甘草 6g，丹参 8g。7 剂。

二诊，症状全消，脉象平和，只是尺脉仍弱，故以补肾剂调理。

按语：《中医内科学》对肺病而见声音嘶哑的概括有两方面，以金实不鸣和金破不鸣来形象比喻。临证应首分虚实，除却肺可以导致喑哑外，肾亦可。肾经，其直者，从肾上贯肝膈，入肺中，循喉咙，夹舌本。故其主肾所生病者，可以出现嗌干及痛，当肾阴亏相火循经上炎时，会出现咽喉部的症状，如咽喉干、疼痛、喑哑等，此患者便是。故处以一阴煎滋阴降火治疗而获效。

病例33

常某，男，37岁。2022年7月22日就诊。

现病史：进食生冷或遇风冷则腹泻。正值暑季，此患者却穿着长袖秋衣，腹部用衣服盖住，进屋后第一句话就是能不能关了空调，主要是怕风怕冷。曾找过多名中医治疗，未效。舌红苔白，脉弦数。

诊断：腹泻。

辨证：火郁。

处方：白头翁汤加减。

主要组成：白芍24g，白头翁18g，黄芩10g，黄连10g，黄柏10g，秦皮10g，大枣10g，炙甘草6g。7剂。

二诊，穿着短袖、短裤，反馈服药后症状大减，现已基本无碍，脉略弦数，仍以上方加减治疗。

按语：如此怕风怕冷的患者，为何服用寒药会改善？这里不得不说一下火郁。火郁，指火热被郁伏于内不得透发而形成的病理改变。火热被郁遏，不得流行游走，无透散之机，外无阳气而寒，内火郁遏而热甚，则上攻下窜而灾害生。五脏元真通畅是邪气解散的前提，此时，当以升降气机之品，祛其阻遏，展布气机，使郁伏于内之火得以透达发越而解。

此患者腹泻系体内阳气郁遏所致，服用温阳药久不见效，故本方可取效。

病例 34

马某，男，21 岁。2022 年 4 月 12 日就诊。

现病史：患者面部及周身起大片红斑两日余，腰以上尤重。皮温高，瘙痒，夜间更甚，心烦，难以入眠，自服过敏药加重。舌暗红苔白，脉沉数。

诊断：斑疹。

辨证：血热。

处方：犀角地黄汤加减。

主要组成：紫草 20g，生地 15g，赤芍 15g，丹皮 15g，水牛角 30g，金银花 18g，玄参 12g，栀子 10g，连翘 20g。7 剂。

二诊，夜间发作减轻，但仍痒，色红，以上方加减治疗共 3 个月，斑退，痒消。

按语：正如《温热论》所云：营分受热，则血液受劫，心神不安，夜甚无寐，或斑点隐隐。脉沉数，出现斑痒，夜间加重，故其血分有热也，需要透散，故以犀角地黄汤为主方，凉血散血，因现在无犀牛角，故用紫草和水牛角代替，脉沉又加透散清热解毒的连翘、金银花。

病例 35

周某，男，64 岁。2022 年 7 月 1 日来诊。

现病史：头晕难以自主行走，需要人扶，耳内有堵塞感。舌红苔稍黄，脉弦数稍硬。

诊断：眩晕。

辨证：肝火伤阴。

处方：白头翁汤加滋阴之品。

主要组成：黄芩 10g，白芍 30g，白头翁 10g，黄柏 10g，炙甘草 6g，麦冬 30g，五味子 10g，山萸肉 30g，川楝子 10g。7 剂。

二诊来时患者已经不用旁人搀扶，可自行走动，但活动后仍头晕，上方加秦皮 10g。

三诊告知患者基本无碍，服药七剂后停药。

按语：白头翁汤现在医家多用其治疗热利，而笔者将其看成治疗肝热的一个方子，湿热在肝亦可用，不局限于热利，扩大了其应用范围。尤其是肝热生风时，白头翁汤治疗效果极好。此患者属肝热无疑，脉象稍硬说明灼伤阴液，故于白头翁汤基础上加滋阴收敛之品防其阴伤风动。

病例 36

谭某，男，20 岁。2022 年 4 月 14 日就诊。

现病史：因高考临近，入睡困难，且睡眠浅、易醒，烦躁，精力不济，学习成绩直线下降。舌红苔少，脉寸旺尺弱。

诊断：不寐。

辨证：水亏火旺。

处方：黄连阿胶汤加减。

主要组成：黄连 10g，黄芩 12g，白芍 15g，阿胶 15g，鸡子黄 2 枚（冲服），生地黄 20g。7 剂。

上方加减共服用 28 剂，寐可，精力足，脉转缓和，停药。

按语：黄连阿胶汤是《伤寒论》第 303 条出现的，其曰："少阴病，得之二三日以上，心中烦，不得卧，黄连阿胶汤主之。"患者本身肾水亏，又出现心火旺，此时用鸡子黄、阿胶补肾水，黄芩、黄连清心火，白芍可将火收敛至下焦，使心火降，肾水升，恢复人体正常的心肾相交。因此患者尺脉亏甚，故加生地滋肾水，清心火。

病例 37

王某，男，50 岁。2022 年 3 月 8 日就诊。

现病史：头痛难忍，如电击般，经常发作，发作时间短暂，但疼痛难忍，近日头部起红色疱疹，成串状，摸之硬热，大如黄豆。大便干，2 日 1 次，纳可，寐可。舌质红，脉数有力，呈上涌之势。

诊断：头痛。

辨证：火毒上攻。

处方：黄连解毒汤加减。

主要组成：黄连 15g，黄芩 20g，栀子 15g，大黄 12g（后下），龙胆草 6g，紫花地丁 12g。3 剂。

次日患者大便 1 日 3 次，偏稀，疼痛大减，肿块减小一半，嘱其继续服药。二诊来时只剩局部皮肤偏红、偏高，其余无不适，脉微数。每日 3g 黄连泡水喝，3 天停药。

按语：脉数、舌红、局部红肿起疱，故诊断为火毒，处方黄连解毒汤泻火解毒。

病例 38

王某，男，33 岁。2018 年 9 月 22 日就诊。

现病史：患者发热，体温 39.3℃已 2 周，服用感冒药不效，现体温 38℃，周身酸痛，怕风，其余无不适。舌红苔腻，脉弦濡数、寸脉沉。

诊断：发热。

辨证：湿热阻滞，清阳不升。

处方：泻青丸加减。

主要组成：龙胆草 6g，栀子 6g，黄芩 12g，羌活 15g，防风 12g，柴胡 12g，川芎 10g，茵陈 15g，滑石 12g，藿香 18g。7 剂。

二诊体温正常，无不适，脉略弦，嘱其自服小柴胡颗粒善后。

按语：其脉濡数、苔腻，故为湿热阻滞，脉弦为肝气郁滞，寸脉沉为清阳不升。故选泻青丸加祛湿之品，清热祛湿升清，其中滑石可清外窍之湿热，茵陈、藿香均有外散之力且可祛湿。

病例 39

屈某，男，32 岁。2022 年 6 月 23 日就诊。

现病史：患者查抗链"O"阳性，血沉 57mm/h，诊断为风湿。现症：全身疼痛，尤其关节部和头部，出汗，乏力。舌红苔黄腻，脉濡滑数。

诊断：痹证。

辨证：湿热阻滞经络。

处方：薛生白《湿热条辨》方。

主要组成：地龙 10g，秦艽 12g，威灵仙 20g，滑石 12g，丝瓜络 20g，炒苍耳子 12g，黄连 6g，海风藤 12g，防己 10g，藿香叶 18g，羌活 12g，苍术 15g。7 剂。

上方加减共服用 35 剂，患者症状消失。

按语：湿热之邪侵入经络，则出现肢体疼痛、酸困沉重等。《湿热条辨》第四条说：湿热证，三四日即口噤，四肢牵引拘急，甚则角弓反张，此湿热侵入经络脉隧中。薛生白自注云：此乃湿邪夹风，故重用息风之品，一可胜湿，二可疏肝。

病例 40

王某，女，56 岁。2022 年 7 月 8 日就诊。

现病史：右侧面目歪斜，额纹消失，口角向左歪，右侧法令纹消失，右侧眼睑不合，曾针灸月余，效果不显。舌红苔可，脉沉弦数。

诊断：面瘫。

辨证：肝经郁火。

处方：泻青丸合升降散加减。

主要组成：龙胆草 6g，栀子 10g，大黄 10g，羌活 10g，防风 6g，川芎 12g，当归 10g，淡竹叶 6g，全蝎 6g，僵蚕 12g，蝉蜕 6g，姜黄 15g。7 剂。

复诊时，加蜈蚣、地龙通络，共服药 1 个月，症状全消，面目正常。

按语：此为火郁致病，火郁于肝经，上窜至面目，导致口歪眼斜，用泻青丸清热透散，合升降散清透、通络，火郁发之，故患者可痊愈。

病例 41

张某，女，9 岁。2019 年 3 月 4 日就诊。

现病史：患者感冒后咳嗽 10 日不痊，干咳少痰，咳而微喘，口干，便干，打针、输液效果不显，故前来就诊。舌红少苔，脉滑数，寸略盛。

诊断：咳嗽。

辨证：痰热阻肺伤阴。

处方：竹叶石膏汤加减。

主要组成：麦冬 30g，石膏 25g，半夏 10g，西洋参 4g，生甘草 6g，瓜蒌 20g。4 剂。

二诊，咳喘减轻，痰增多，大便正常，口干消失。脉滑略数，上方石膏改为 18g，加川贝 6g，4 剂继服。

三诊，电话告知症状全无，遂停药。

按语：脉滑数为有痰热，寸盛，症状表现在肺，故痰热在肺。痰少、口干便干、舌苔少，提示肺阴受损。故诊断为外感解后，余热留于肺，灼伤肺阴，炼液成痰。因而选用竹叶石膏汤合麦门冬汤之意，滋阴清热化痰。

病例 42

马某，男，40 岁。2019 年 4 月 5 日就诊。

现病史：前额疼痛 5 年，每日皆会发作，鼻涕黄浊，鼻塞，大便黏滞，便后不爽。西医诊断为鼻炎，服用抗过敏药未有缓解。舌红苔薄黄腻，脉弦滑濡数。

诊断：头痛。

辨证：肝胆湿热上蒸。

处方：甘露消毒丹加减。

主要组成：茵陈 12g，豆蔻 12g，藿香 15g，滑石 12g，木通 12g，石菖蒲 10g，黄芩 12g，连翘 10g，浙贝

15g，鹅不食草 12g。7 剂。

上方共加减服用 21 剂，症状皆消。

按语：脉濡滑数、舌红苔黄腻，诊断为湿热，其脉弦故部位定位肝胆，故处方甘露消毒丹清热祛湿。

病例 43

李某，男，55 岁。2018 年 8 月 22 日来诊。

现病史：患者 1 个月前曾患感冒，治疗好后一直自汗，动辄尤甚。现症：汗自脖子向下流，不得不随身带一毛巾，随时擦汗，胸前衣服已完全湿透。舌红苔白腻，脉洪大濡数。

诊断：自汗。

辨证：阳明热盛夹湿。

处方：白虎加苍术汤。

主要组成：生石膏 40g，知母 15g，生甘草 10g，粳米一把，苍术 15g。7 剂。

二诊告知汗止。脉略数，停药。

按语：因脉洪大，故诊断为阳明热盛，脉兼濡舌苔腻，故兼有湿，故主以白虎汤清热，加苍术祛湿。

病例 44

赵某，女，55 岁。2019 年 4 月 12 日就诊。

现病史：心慌一月余，心慌时全身汗出，汗出后乏困异常，寐差，纳可，大便可。舌红少苔，脉洪数减。

诊断：心悸。

辨证：气分热盛，伤阴耗气。

处方：竹叶石膏汤加减。

主要组成：生石膏 30g，知母 15g，党参 15g，麦冬 30g，生地 12g，淡竹叶 6g，生甘草 6g。7 剂。

二诊出汗大减，脉转细数弱，证属阴虚兼火，处方玉女煎加减。

三诊症状消失。

按语：此洪数之脉，汗出异常，热盛迫汗外出，汗为心液，出汗太多，心液受损，从而出现心慌，汗出气泄，气虚从而乏困，故处以竹叶石膏汤清热滋阴益气。

病例 45

翟某，女，55 岁。2019 年 7 月 12 日就诊。

现病史：夜间烘热汗出、白天自汗 4 年余。易受惊吓，胆小，左肩刺痛，手足凉，血压高，150/90mmHg，服用降压药后控制在 132/80mmHg，心电图正常。舌暗苔少，脉滑数。

诊断：盗汗。

辨证：痰瘀互结，生热。

处方：小陷胸汤合活血逐瘀之品。

主要组成：黄连 12g，瓜蒌 30g，清半夏 15g，丹参 15g，桃仁 12g，红花 12g，赤芍 12g，大黄 6g，郁金 12g，石菖蒲 10g。7 剂。

以上方加减治疗三月有余，症状大减。

按语：脉滑数为有痰热，舌暗为有瘀血，故诊断为痰瘀互结有热，以脉解症，脉实，为实证，有热，迫汗外出，痰瘀结于体内，阻滞阳气，故手足凉。瘀血痰热影响心神，故胆小怕惊。治疗以涤痰清热化瘀，郁滞去，热自散。

病例 46

李某，女，55 岁。2022 年 5 月 4 日就诊。

现病史：头痛 2 年，断断续续发作，前天因和丈夫吵架头痛加剧，牵连鼻子、眼眶、颧骨，寐差，心烦，四肢麻木，大便干，纳可。舌红苔黄腻，脉弦滑数。

诊断：头痛。

辨证：痰热阻滞。

处方：黄连温胆汤加通络之品。

主要组成：黄连 12g，黄芩 10g，半夏 15g，胆南星 12g，瓜蒌 30g，竹茹 15g，枳实 10g，石菖蒲 12g，天竺黄 10g，地龙 15g，全蝎 12g，蜈蚣 2 条，丝瓜络 20g。7 剂。

此方加减治疗月余，头痛大减，肢体麻木消失。

按语：脉滑数，以痰热论，脉弦为已有气郁之象，故处黄连温胆汤清热化痰，加虫类药通络。

病例 47

齐某，女，23 岁。2019 年 7 月 13 日就诊。

现病史：外感后咳嗽不止，咽部痒，口干，头痛，日下利三四次。舌红苔少，脉弦滑数。

诊断：咳嗽。

辨证：肺热下行，影响阳明。

处方：葛根芩连汤加减。

主要组成：葛根 30g，黄芩 12g，黄连 10g，生甘草 6g，南沙参 10g，蝉蜕 6g，芦根 20g。7 剂。

二诊时下利已经痊愈，咳嗽大减，头痛大减，其余无不适。脉滑数，葛根芩连汤原方继服。

三诊痊愈。

按语：《伤寒论》曰："太阳病，桂枝证，医反下之，利遂不止，脉促者，表未解也，喘而汗出者，葛根黄芩黄连汤主之。"此为肺热下行，影响阳明胃肠，出现咳嗽，同时伴有下利，故用黄连、黄芩清热，葛根升提下陷之热，达于肌表而解，口干苔少为已有津伤，故加南沙参、芦根，脉弦为有气郁，仿张锡纯加蝉蜕。

病例 48

唐某，男，44 岁。2019 年 4 月 21 日就诊。

现病史：感冒后遗留咳嗽，已经 2 周，痰少而稠黄，口干，便干。舌红苔黄腻，脉沉滑略数。

诊断：咳嗽。

辨证：痰热阻滞于肺，略有阴伤。

处方：麻杏石甘汤合小陷胸汤加减。

主要组成：黄连 10g，瓜蒌 30g，清半夏 12g，麻黄 6g，炒苦杏仁 12g，生石膏 30g，生甘草 8g，芦根 30g。7 剂。

二诊咳止，痰易咳出，大便通畅，无不适，脉缓，故停药。

按语：脉滑数为有痰，苔黄腻为痰热无疑，咳嗽定位在肺，出现口干、便干，略有阴伤，脉沉为气机郁闭，故用小陷胸汤清热化痰，麻杏石甘汤清热，其中麻黄、芦根宣散气机，芦根、甘草能生津排痰。

病例 49

马某，男，69 岁。2019 年 6 月 22 日就诊。

现病史：2016 年发生脑梗，经抢救脱离危险，右侧肢体活动不利，经 4 个月针灸治疗恢复正常。现症：头昏闷，不愿说话，疲乏无力，两腿无力、走路发软，已经摔倒一次，口干。舌暗苔腻，脉弦滑数。

诊断：中风。

辨证：痰瘀生热生风。

处方：黄连温胆汤加减。

主要组成：黄连 10g，枳实 12g，竹茹 15g，清半夏 15g，胆南星 15g，瓜蒌 30g，陈皮 6g，茯苓 20g，石菖蒲 15g，天竺黄 12g，桃仁 12g，红花 15g，地龙 10g，全蝎

10g，蜈蚣五条。7 剂。

上方加减服用 60 剂，已无不适，脉略滑。停药。

按语：昏沉、摔倒等为风动之象，脉滑数为痰热，舌暗为瘀血，痰瘀生热生风也，故以清热祛痰、活血化瘀为主，处以黄连温胆汤加活血通络息风之品，效果不错。

病例 50

周某，男，55 岁。2019 年 7 月 5 日就诊。

现病史：喘促异常，躺下尤重，以至于要坐着睡，否则喘促难寐，心慌，面口唇暗紫，下肢肿胀，按之凹陷。西医诊断为心衰。舌暗水滑，脉沉滑、数而有力。

诊断：喘证。

辨证：水热互结

处方：木防己汤合己椒苈黄丸加减。

主要组成：防己 15g，生石膏 30g，葶苈子 15g，蒲黄 15g，椒目 12g，泽兰 30g。3 剂。

二诊现虚象，加人参 10g。

三诊症状减轻。以上方加减服用 3 个月，症状大减，已能行走，正常生活。脉象滑。停药，嘱咐每年夏天及入冬之前服药调理。

按语：此患者心衰脉滑数有力亦按实证处理，不受西医辨证影响，因心衰就给予温阳药。端坐呼吸、舌水

滑、下肢肿胀、脉滑数，水热无误。故清热逐水，取
《金匮要略》中木防己汤合己椒苈黄丸加减治疗，共收
成效。